**中国医学临床百家**·病例精解

鲍秀兰团队

# 婴幼儿神经行为异常早期干预

## 病例精解

主 编 鲍秀兰 刘维民

U0345377

科学技术文献出版社
SCIENTIFIC AND TECHNICAL DOCUMENTATION PRESS
·北京·

**图书在版编目（CIP）数据**

鲍秀兰团队婴幼儿神经行为异常早期干预病例精解 / 鲍秀兰，刘维民主编. —北京：科学技术文献出版社，2023.2（2024.3重印）

ISBN 978-7-5189-8878-5

Ⅰ. ①鲍…　Ⅱ. ①鲍…　②刘…　Ⅲ. ①小儿疾病—神经系统疾病—早期干预—病案—分析

Ⅳ. ① R748

中国版本图书馆 CIP 数据核字（2021）第 274046 号

**鲍秀兰团队婴幼儿神经行为异常早期干预病例精解**

| | | | |
|---|---|---|---|
| 策划编辑：陈　安 | 责任编辑：陈　安 | 责任校对：张永霞 | 责任出版：张志平 |

出　版　者　科学技术文献出版社

地　　　址　北京市复兴路15号　　邮编 100038

编　务　部　（010）58882938，58882087（传真）

发　行　部　（010）58882868，58882870（传真）

邮　购　部　（010）58882873

官方网址　www.stdp.com.cn

发　行　者　科学技术文献出版社发行　　全国各地新华书店经销

印　刷　者　北京虎彩文化传播有限公司

版　　　次　2023 年 2 月第 1 版　2024 年 3 月第 3 次印刷

开　　　本　787×1092　1/16

字　　　数　231 千

印　　　张　19.75

书　　　号　ISBN 978-7-5189-8878-5

定　　　价　118.00元

# 前　言

　　20 世纪 90 年代以来，我一直从事 0～3 岁儿童早期教育和早期干预的研究和推广工作，组织全国多中心协作研究 6 项，开展了婴幼儿早期教育，高危儿早期干预，早产儿干预，预防脑瘫、智力低下等系列研究，同时在全国举办学习班 80 多期，学员近万人。2001 年，我负责的项目"儿童早期教育、高危儿早期干预实施和测查方法"，被列为原卫生部十年百项计划的第 8 批应用推广项目并面向全国推广。10 年前，我创办了"北京宝秀兰儿童早期发展优化中心"，2021 年又创办了"北京宝秀兰诊所"，专门从事 0～3 岁婴幼儿早期发展和早期干预服务，每年来中心和诊所评估训练的宝宝 3000 余人。我和我的团队在高危儿、智力低下、运动发育落后、脑瘫、孤独症及基因异常等罕见病的诊断和早期干预方面积累了丰富的临床经验和科研成果，并结合国内外最新的评估及康复理念，建立了自主知识产权的目标化早期发展评估和干预课程体系，文中均简称为 ACTED-Care（Appropriate Course of Targeted Early Development）。这个体系包括大运动、精细运动、言语认知、感觉统合、注意力、社会情感、家庭环境、运动障碍、口腔功能评估等九个方面，按不同年龄段设计出 400 多项子目标，通过评估患儿这些子目标的实际情况，绘制出每个孩子的发育地图，并根据发育地图形象全面地反映出孩子的能力现状，分析找到问题关键，再制定个性化的若干个短期训练目标，设计适合患儿特点的干预课程，从而取得非常好的疗效。我们亲眼见证了很多脑损伤的孩子通过科学的早期干预使智能和运动发育完全恢复正常。

这套早期干预体系是有脑科学和实践依据的，因为未成熟脑的可塑性最强，代偿能力最好。中枢神经系统有非常复杂和完整的功能，小儿出生前和出生后早期，它的发育有预定的程序和特殊的安排，但在发育过程中不是固定不变的。研究证明，只有在生长发育早期，局部细胞缺失，其功能可由邻近细胞代偿，而过了一定敏感期后，缺陷将成为永久性的。在这个重塑的过程中，以家庭为中心，提供丰富温馨快乐的养育环境；循序渐进地主动引导婴幼儿产生有动机的活动，减少被动训练；建立安全依恋的亲子关系；积极回应婴幼儿的需求，学会观察婴幼儿的行为，做出正确回应；保证良好的睡眠质量；建立良好的肠道菌群等，都是大脑重塑的有利因素。而"毒性"压力，如打针、高压氧（这些治疗没有经过循证证明，也不符合大脑重塑机制）带来的治疗压力；母亲焦虑导致的养育压力（如母亲过度焦虑导致亲子交流困难）；不合理干预导致的过度疲劳、过度刺激都会影响睡眠质量等，进而影响大脑重塑。

本书不仅详细展示了"评估—训练—再评估—再训练"的个性化早期干预过程，而且系统介绍了相关疾病知识，读者从中可以学习到科学的干预思路和具体实操方法，以及如何结合评估分析问题制订训练目标，如何结合目标设置个性化课程等，希望能给有需要的家庭和专业干预人员以启迪。文中许多个案都非常复杂、罕见，很难找到相关早期干预报道，但是这些孩子通过家庭和专业机构坚持不懈的努力，取得了许多难以置信的效果，有的改善了生活质量，有的恢复到正常，每个成功的案例都是在科学的干预理念下，坚持主动引导、多专业协作配合、以家庭为中心在日常生活中积极开展训练、机构和家庭相互协作、线上和线下结合等训练方式，才取得了一个又一个的奇迹。

最后，感谢宝秀兰医疗全体员工和"鲍秀兰阳光优智"儿童早期干预和发展公益基金在"目标化早期发展评估和干预课程体系（ACTED-Care）"的开发及应用上付出的努力。希望通过本书给有需求的家庭传递希望和帮助，给从事早期干预的医护人员及专业训练师提供翔实的实操借鉴及相关知识储备。能帮助到大家，这是我们最大的心愿！书中不到之处，希望批评指正！

鲍秀兰

# 目　录

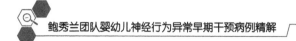

# 第一章
# 高危儿早期干预案例分析

## 病例 1 　极早产小于胎龄儿并发语言发育迟缓

### 📋 病历摘要

**【基本信息】**

患儿，女，1 岁 7 个月，孕 30 W，G1P1，剖宫产，出生体重 1.28 kg，SGA。有生后窒息史，阿氏评分 1 分钟 5 分、5 分钟 8 分、10 分钟 8 分，胎盘早剥。

**【查体】**

视听定向引出，与人注视可，认生明显，不会有所指叫爸爸妈妈。问家人及常见物品在哪会寻找，会有意识玩玩具，会模仿简单动作，能听懂简单指令，如"拜拜""谢谢"。四肢肌张力高，双上肢上举和外展受限，五指分离运动不明显，翻身时下肢分离不明显，扶迈步足尖着地，呈剪刀步态。

【实验室检查】

头颅 MRI：脑室稍大，无明显软化灶。

【诊断】

极早产小于胎龄儿并发语言发育迟缓，脑瘫。

【治疗过程】

针对语言发育里程碑延迟，经过 6 个月的言语认知训练，取得非常好的效果。

## 病例分析及治疗

【病例特点】

（1）极早产儿、SGA、生后窒息史、胎盘早剥。

（2）体检提示：语言发育里程碑延迟，四肢肌张力高，存在运动障碍。

（3）MRI 提示：脑室稍大，无明显软化灶。

【言语认知训练思路】

采用 ACTED-Care 评估体系中言语认知模块进行全面评估，形成言语认知发育评估地图，依据评估地图分析问题出现的关键节点，然后针对关键节点制订训练计划，训练 3 个月后再次全面评估，调整训练计划。按"评估 – 训练 – 再评估 – 再训练"模式，不断优化训练目标和计划，以达到最佳的训练效果。具体早期干预思路如下。

1. 兴趣和优势

（1）交流态度良，可对人及物进行注视追视。

（2）能准确找家人；对多数玩具可进行机械操作，如拍鼓；会在适当的场景下，做拜拜和谢谢的动作；认识空调、灯、门等几个简单常见物品；特别喜欢泡泡；可模仿推小车、揪衣服、拍桌子等几个常见一步动作。

（3）表达：偶尔会发一些"a、o"等无意义音。

2. 问题与挑战

（1）发音少，不会叫爸爸妈妈。

（2）认生反应严重，不能与除家人以外的人交流。

（3）不认识卡片，不能根据指令做动作，爱扔东西。

（4）不能独自吃块状食物（如苹果需刮成泥），块状食物嚼几下便会吐出。

3. 问题分析及依据

患儿1岁7个月，依据ACTED-Care言语认知评估模块，绘制出言语认知发育地图（图1-1），结合问题分析如下。

（1）发音少：不会叫爸爸妈妈，依据发育地图可以看到第一阶段中患儿对事物、事态理解相对较好（如能找到藏起来的物品，可进行玩具的简单操作等）；第二阶段中，可进行事物功能性操作（如梳子放头上，鞋放脚下，牙刷放嘴里等）但功能理解（如刷牙用牙刷，吃饭用碗和筷子或勺等）能力不足，影响了对事物之间的联系和理解，才导致不主动喊爸爸妈妈。

（2）认生反应严重：通过观察发现患儿不能与除家人以外的人交流，可能由长期进行康复训练，没有充足的时间进行户外活动，与外界沟通较少导致。

（3）爱扔东西：依据发育地图可以看到第二阶段中患儿抓握能力较好，但有目的投放能力不足，以及对事物之间联系（如垃圾扔垃圾桶，玩具收纳入柜子等）能力不足；模仿模块中仅能模仿经常做的几个动作，体现模仿学习能力不足，导致爱扔东西。

（4）不能独自吃块状食物：如苹果需刮成泥，块状食物嚼几下便会吐出。经观察与询问，这是由平时喂养较精细，口腔未得到应有的锻炼，加之存在口腔敏感情况导致的。

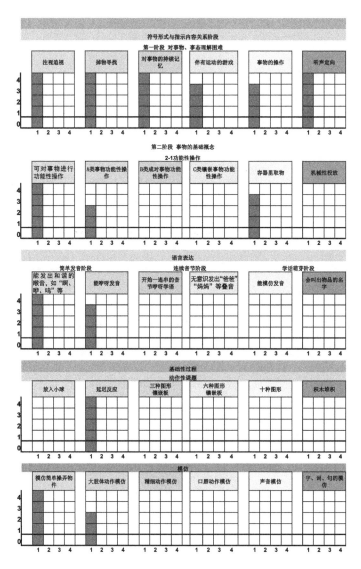

图 1-1　首次言语认知评估地图

## 4. 近期目标

（1）提高配合度，延长注意力，减少对家人的依赖（从上课被家人抱着到独立坐餐椅）。

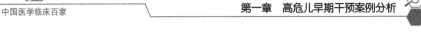

（2）能进行事物功能性操作 5 个：如画画——笔，扔垃圾——垃圾桶，喝水——杯子等。

（3）学会动作模仿 10 个：如虫虫飞，小鱼游，摸耳朵等。

（4）学会有目的抓握与投放。

（5）口腔脱敏至块状食物可留存于口腔内 10 秒。

5. 远期目标

（1）有意识叫爸爸妈妈。

（2）认识卡片 30 张（平面图画→抽象图画）。

（3）可与他人打招呼（手势）。

（4）可独立食用韧性块状食物，如红薯干。

6. 训练计划

（1）提高配合度，减少对家人的依赖（坐餐椅 5 分钟→10 分钟→更久）：利用患儿喜欢的泡泡，减少其戒备心，逐渐增加接触互动，如握手后老师再次给予泡泡。

（2）实物与实物的匹配：准备多个一样的物品，如水果、小动物、糖果或者与家里一样的玩具等。示范给患儿看，什么是一样的，在辅助下，让其将一样的放一起。逐渐减少辅助。

（3）有目的地抓握与投放（大容器–小容器）：利用盒子与积木（易于抓取的玩具，如沙锤、动物模型等），先示范，再让患儿做，过程中一定要定义动作"放下"。初期辅助进行。

（4）提高模仿能力：拍手、揪葡萄、小鱼游等。

（5）娃娃训练：互动，模仿动作，学习功能性匹配。

（6）提高对常见物品的认识（从身边事物、生活相关开始）：（课上）从认识玩具开始，如拿两个玩具，问患儿"我们玩车车"；（家中）从与患儿最相关的事物开始，如奶瓶、袜子、帽子、垃圾桶等。

（7）建立生活指令：如扔垃圾，由全辅→半辅→无辅。

（8）口腔训练：由于目前患儿的戒备心较强，应逐渐加入口腔内容物。

脱敏（课上）：利用棉签或海绵棒，蘸取果汁、牛奶等扫刷口腔。

咀嚼（家里）：水果类，纱布包裹食物，逐渐改善。

### 7. 中期评估

经过 3 个月训练，患儿 1 岁 10 个月，再次进行 ACTED-Care 言语认知模块评估，可以看到患儿以下能力明显提高，说明之前的问题分析和训练有效。

（1）交流态度良好。

（2）理解：①名词卡片匹配：1/2 → 2/2+；选择：1/3 → 3/3+。②动词：理解 10 个动词，可模仿生活相关的动作（睡觉、拍球等）。③五官：可指认自己及他人，但指认五官卡片（抽象）不稳定。

（3）表达：能主动表达哥哥、爸爸、妈妈、谢谢、拿拿、拜拜等少数叠词。

（4）操作性课题：能找型板○□△（+），但找得很慢，且放得困难。

（5）口腔：咀嚼较之前精细，可独立吃苹果条，经提示可收口水，舌侧向可引出。

### 8. 调整目标

（1）近期目标：①卡片可进行 1/12 选择。②理解动词卡片 30 张。③可独立放型板 6 块。④能使用单词表达需求。⑤可独立食用红薯干。

（2）远期目标：①提高词汇量 100 个。②能主动表达 3～5 个字的短句。

### 9. 训练计划

（1）提高理解水平：卡片的认识，从实物图到抽象图，看简单的益智图书认物。

（2）提高反应速度：一步动作指令到两步动作指令。

（3）提高操作能力：利用形状板，块数由少至多，重点强调如何放入（由于患儿手功能精细能力较差，能找到，但不能快速放入），同时让患儿在家中多玩拼插类玩具提高精细能力。

（4）提高主动表达能力：在轻松状态下，玩相对简单玩具时及在患儿有需求的情况下激发其语言表达"要"或"我要"，当得到预期的反馈时患儿才会满足，应以此来强化他表达的行为。整个过程中强化患儿的任何一个努力的发音说话，让他更有信心表达。生活中帮助他使用名词或动词表达更多需求。

（5）将由软到硬的食物放置到患儿大臼齿处，让他反复咀嚼。

### 10. 再次评估

又经过 3 个月训练，在 2 岁 1 个月时，进行第三次 ACTED-Care 言语认知模块评估（图 1-2），可见多方面取得明显进步，具体总结如下。

（1）交流态度良好。

（2）理解：已经达到第五阶段，三词句理解已过，主动语序也可以理解，问答关系成立，可主动分享有趣的事。

（3）表达：能够说三词句或更长的句子，可以讲简短的故事。

（4）操作性课题：可玩 6 块以上的拼图，画出各种线条和形状。

（5）口腔：能够独立咀嚼红薯干。

### 11. 总结

（1）患儿先学会正确机械性操作事物，才能更好地理解事物之间的关系。先理解实物才能更好地理解抽象事物；当他感兴趣、有强烈需求时便会有发音说话的动机；身边强化和鼓励发音越多，患儿就会往强化的方向发展，最终能说会道。

（2）患儿进步神速，主要是因为问题分析思路正确、训练目标合理，外加训练方案执行无误。

（3）训练中要从患儿角度出发，用他最需要的、最贴近生活的方式来引导，训练的同时要及时与家长保持良好的沟通，随时掌控

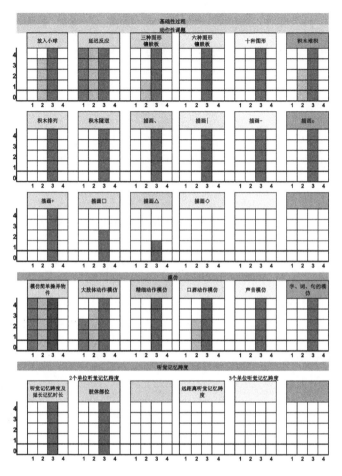

图 1-2　言语认知动态评估地图

患儿在家的情况，以便提高或降低授课难度，家长的辅助配合是成功的基础。

## 疾病介绍

### 1. 极早产儿概述

早产儿是指出生胎龄 < 37 周（≤ 259 天）出生的新生儿。其中，出生胎龄 ≥ 28 周，但 < 32 周的新生儿为极早产儿。近年来，我国早产儿发生率逐年上升，而随着围生医学的发展以及对危重新生儿

救治水平的提高，早产儿的存活率也得到提高。早产儿胎龄越小，体重越低，死亡率越高。因此，极早产儿在存活的早产儿中所占比例并不高，国内近期研究显示，中国早产儿中，极早产儿占 11.8%。

**2. 极早产儿发育风险**

极早产儿因神经系统发育极不成熟，易受围生期多种因素影响而发生脑损伤及脑发育异常，最终导致死亡；而存活者发生神经系统不良预后的风险也比较高。极早产儿在运动功能、认知功能、视觉听觉、行为问题等方面都存在发育风险。

（1）运动功能：脑瘫是早产儿运动功能损害最严重的的一种类型，根据脑损伤性质、部位、范围、严重程度等不同，会出现各种类型的、轻重程度不等的脑瘫。运动发育落后也是早产儿运动功能损害常见的一种类型。一篇对 1985—2011 年发表的文章进行的 Meta 分析显示极早产儿脑瘫发生率为 11.2%，Pascal 等纳入最近发表的 30 篇文献，对极早产儿 / 极低出生体重早产儿的神经发育预后进行 Meta 分析，结果显示运动发育落后发生率为 20.6%，脑瘫发生率为 6.8%。有研究发现，SGA 极早产儿生长落后与脑性瘫痪显著相关。此外运动功能损害还可表现为发育性协调障碍，导致儿童出现学习障碍、行为问题、语言障碍、生活能力低下等风险增加。

（2）认知功能：一篇 Meta 分析结果显示，极早产儿认知发育落后的发生率为 16.9%，胎龄越小发生率越高。认知发育落后的程度从轻度到重度不等，以轻度为主。有研究发现，SGA 极早产儿生长落后与认知发育落后、学习困难有关。

（3）视觉听觉：早产儿在生理和解剖结构上发育不成熟，氧疗时间过长或浓度过高，会影响早产儿视网膜的血管形成，从而引起早产儿视网膜病变；同时早产儿容易发生严重感染和脑损伤，从而导致视听器官受损或视觉听觉传导通路受损。胎龄越小，出生体重越轻，发生视听觉障碍的风险就越大。

（4）行为问题：极早产儿后期出现行为问题的概率，比如注意力缺陷障碍、孤独症谱系障碍、抑郁焦虑等风险较足月儿高。美国一项发表在 *Pediatrics* 的长达 20 年的研究表明，早产且体型较小的婴儿患孤独症的概率，为一般新生儿的 5 倍。还有研究表明，早产儿孤独症谱系障碍筛查阳性率较正常足月儿高 10 倍。

## 鲍秀兰教授点评

极早产宝宝出现认知语言发育落后，虽然开始干预的时间不算早，但是在半年的时间里，却从最开始的无意识发音，到开口说话，最终能够滔滔不绝独自讲故事。看到这样效果的同时，我们知道这是教师、家庭共同努力的结果。智力追赶过程中，尤其要从宝宝需要的、感兴趣的、有动机的、贴近生活的内容开始训练，这是成功的关键。

### 参考文献

[1] 曹云. 极早和超早产儿神经发育结局. 中国儿童保健杂志，2019，27（2）：119-122.

[2] KONG X Y，XU F D，WU R，et al. Neonatal mortality and morbidity among infants between 24 to 31 complete weeks：a multicenter survey in China from 2013 to 2014. BMC Pediatr，2016，16（1）：174.

[3] PASCAL A，GOVAERT P，OOSTRA A，et al. Neurodevelopmental outcome in very preterm and very-low-birthweight infants born over the past decade：a meta-analytic review. Dev Med Child Neurol，2018，60（4）：342-355.

[4] OSKOUI M，COUTINHO F，DYKEMAN J，et al. An update on the prevalence of cerebral palsy：a systematic review and meta-analysis. Dev Med Child Neurol，2013，55（6）：509-519.

[5] LINGAM R，JONGMANS M J，ELLIS M，et al. Mental health difficulties in children with developmental coordination disorder. Pediatrics，2012，129（4）：e882-e891.

[6] 刘爽，冯琪. 宫内及宫外生长对极早产儿远期神经系统发育的影响. 中华新生

儿科杂志（中英文），2017，32（3）：240.

[7] PERALTA-CARCELEN M, CARLO W A, PAPPAS A, et al. Behavioral problems and socioemotional competence at 18 to 22 months of extremely premature children. Pediatrics，2017，139（6）：e20161043.

[8] 邵肖梅，叶鸿瑁，丘小汕. 实用新生儿学. 4 版. 北京：人民卫生出版社，2011.

[9] JOHNSON S，HOLLIS C，KOCHHAR P，et al. Psychiatric disorders in extremely preterm children：longitudinal finding at age 11 years in the EPICure study. J Am Acad Child Adolesc Psychiatry，2010，49（5）：453-463，e1.

（李建颖　吴菊英　刘维民）

# 病例 2　早产儿并发精细运动发育迟缓

## 📋 病历摘要

【基本信息】

患儿，男，纠正 1 岁 3 个月，孕 $32^{+6}$ W，剖宫产，G2P1，出生体重 2.085 kg，AGA，无缺氧抢救史。母亲孕期有妊娠糖尿病及妊娠高血压，药物控制良好。

纠正 5 个月会主动伸手抓物，会翻身，纠正 1 岁可独走。

【查体】

与人交流可，叫名字有反应，会听指令准确地把东西给人，会过肩扔球，可将玩具投放到中等瓶口的瓶里，积木搭高 2～3 块。可双手配合玩玩具，但欠协调、准确，不能画线条，用勺不稳。独走稳，运动姿势可。肌张力检查正常。

【实验室检查】

（1）第一次头颅 MRI：弥散性信号异常，内囊后肢髓鞘化不明显，考虑符合早产儿脑表现，建议复查。$T_1$ 高信号，考虑血管影，注意复查。

（2）第二次头颅 MRI：髓鞘化较月龄延迟，请结合校正月龄。额颞部脑外间隙增宽。

【诊断】

早产儿并发精细动作发育迟缓。

【治疗过程】

按纠正月龄精细运动发育落后于足月同龄儿，为实现追赶性发育，进行早期干预。在系统评估基础上，经过 6 个月的作业训练，基本追赶上同龄儿。

## 📋 病例分析及治疗

【病例特点】

（1）患儿，男，纠正 1 岁 3 个月，孕 $32^{+6}$ W 剖宫产。

（2）母亲孕期有妊娠糖尿病及妊娠高血压。

（3）体检提示：肌张力正常，按纠正月龄精细运动发育落后于足月同龄儿。

（4）MRI 提示：额颞部脑外间隙增宽。

【作业训练思路】

采用 ACTED-Care 评估体系中精细运动发育模块进行全面评估，形成精细发育评估地图，依据评估地图分析问题出现的关键节点，然后针对关键节点制订训练计划，训练 3 个月后再次全面评估，调整训练计划。按"评估 – 训练 – 再评估 – 再训练"的模式，不断优化训练目标和计划，以达到最佳的训练效果。具体早期干预思路如下。

**1. 兴趣和优势**

（1）要玩具时可自我表达，偶可言语表达"拿""要""不"。

（2）可将玩具投放到广口瓶里。

（3）可双手配合玩玩具。

（4）可水平敲玩具。

**2. 问题与挑战**

（1）不能将小物投入小瓶，食指不能独立使用，拇食指不能指腹对捏。

（2）握笔乱画，不能点画。

（3）不会用勺。

（4）辅助下能将小棍穿进洞中。

（5）注意力短暂，分离焦虑。

### 3. 问题分析及依据

患儿 1 岁 3 个月，依据 ACTED-Care 精细运动及生活技能发育评估模块，绘制发育地图（图 2-1），结合问题分析如下。

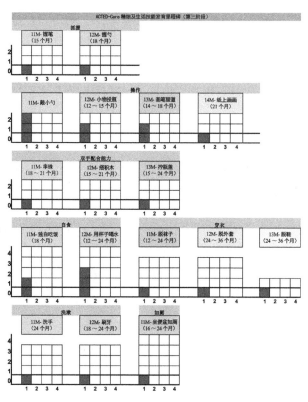

图 2-1　首次精细运动和生活技能评估地图

（1）不能将小物投入小瓶：原因分析一：ACTED-Care 模块评估提示食指独立使用能力不足，可导致不能将小物投入小瓶，因此可通过食指分离的手指活动游戏改善食指分离活动。

原因分析二：ACTED-Care 模块评估提示拇食指指腹对捏能力不足，可导致不能将小物投入小瓶，因此可通过拇食指对捏的手指活动游戏改善对捏能力。

（2）不会点画：原因分析一：ACTED-Care 模块评估提示握笔姿势不对，患儿一直没拿过笔，可通过树立笔的使用意识和调整握笔姿势来提高握笔能力。

原因分析二：ACTED-Care 模块评估提示不会点画，可通过提高上肢和躯干的分离活动来提高上肢的稳定性和控制能力，为运笔做准备。

（3）不会用勺子，不会舀动作：原因分析一：ACTED-Care 模块评估提示不会用勺，一直是家长喂饭，可通过树立独立进食意识和提高工具使用能力来提高用勺能力。

原因分析二：ACTED-Care 模块评估提示不会用勺，不会舀，送得不准，可通过提高上肢的稳定性和控制能力及前臂的旋转活动来提高舀和送的能力。

（4）注意力短暂，分离焦虑：根据观察提示注意力容易分散，大部分玩具不会玩；通过设立符合发育水平的游戏活动并及时辅助、鼓励和肯定，提高患儿玩具的操作能力，从而延长注意力。

**4. 近期目标**

（1）熟悉和培养勺子的使用。

（2）柱状抓握画笔画画。

（3）提高上肢稳定性及控制能力。

（4）提高前臂旋转的能力。

**5. 远期目标**

（1）独立进食。

（2）运笔能力。

**6. 训练计划**

（1）青蛙打桩台：患儿需要将小球打落，然后抓住滚动小球并将其放回原位。此游戏可促进患儿的手眼协调能力，促进桡侧三指捏，加强上肢稳定性和控制能力。

（2）叠高：患儿要将积木块逐个叠高，尽可能搭高并不让其倾倒。此游戏可加强患儿的手臂稳定性，促进上肢控制能力和手眼协调能力。

（3）画画：提供给患儿多种形状和不同功能的笔，让他认识和熟悉笔的作用和使用并能够。此游戏可增强患儿对笔的兴趣及使用的意图，促进对笔的抓握及使用能力。

（4）积木电话：患儿将不同形状的积木块放进相同形状的洞洞里。此游戏可促进观察能力、思考能力、手腕的调整能力、手眼协调能力。

（5）翻书等游戏：通过翻书等来提高患儿前臂旋转的能力，为舀的能力做准备。

### 7. 再次评估

经过 3 个月训练，患儿 1 岁 6 个月，再次进行 ACTED-Care 评估，（图 2-2）具体总结如下。

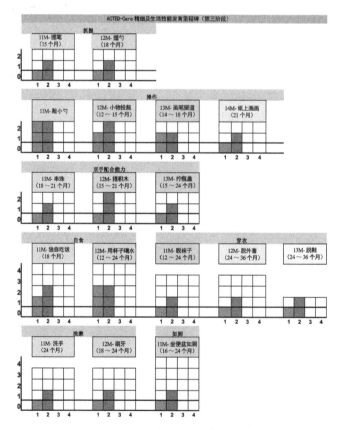

图 2-2　精细及生活技能动态评估地图

（1）了解了玩具玩法，增加了玩玩具兴趣，提升了专注力，减轻了分离焦虑现象。

（2）会表示自己的不满与喜好，爱交流了。

（3）可搭5～7块大号积木。

（4）能串大的珠子（3～4个）。

（5）使用勺子较之前更稳定，可以将小水果舀起放到另一个碗里。

（6）会拼插小水管，可以把小蛋糕上的水果插到小洞里。

**8. 调整目标和疗效指标**

（1）握笔画线条。

（2）小物品的投放。

（3）勺子的使用。

（4）进一步提高上肢的稳定性、前臂的旋转能力，促进手腕的灵活性。

**9. 训练计划**

（1）蘑菇钉板：患儿需用拇食指将小蘑菇一个个插到小洞洞里。此游戏可促进拇食指对捏，促进手眼协调性，增强患儿耐心。

（2）积木叠高：患儿要用积木块和木钉一起搭高，积木块在下面，木钉放到积木上。此游戏可加强上肢控制力及稳定性，促进手眼协调性，增强患儿耐心。

（3）调整类的投放：患儿将雪花片从存钱罐的不同开口处放进存钱罐里。此游戏可促进手眼协调性，加强手腕灵活性，提高前臂旋前、旋后的能力，促进患儿思考能力。

（4）力性木桩板：患儿用食指将插在泡沫板上的木钉戳下来。此游戏可促进手眼协调性，纠正食指的用力方向，增加手指力量。

（5）用勺子舀水果：患儿将小水果从一个碗里舀到另一个碗里。此游戏可促进手眼协调性，双手配合能力，加强前臂旋转的连贯性

17

与灵活性，增强手臂的稳定性。

（6）画画：患儿柱状抓握画笔在垂直或倾斜平面大范围涂鸦。此游戏可促进腕关节背伸，加强肩关节稳定性，增强手臂控制能力。

10. 再次评估

经过 3 个月的练习，患儿矫正 1 岁 9 个月，肩关节的稳定性及上肢的控制能力更好了，前臂旋前旋后的转换更加灵活自如，用勺子虽然还稍有倾斜但比之前更稳了，双手的配合能力更强了，可以将大珠子串到绳子上，也学会了倒手的动作，可拨开瓶盖，变得更有耐心了，整体手的操作能力有很大提高。

11. 总结

（1）半年内从手指分离动作不充分到现在可连续叠高、拨开瓶盖、用笔点画涂鸦、用勺子进食（有溢出），患儿很有成就感，自信心也提高了。

（2）只要每个阶段按 ACTED-Care 模块认真评估，找出主要限制因素，仔细分析思考，制定个性化短期目标并结合有趣的可行性游戏化活动，环环相扣，3 个月后再次评估，患儿会有更快的进步。

疾病介绍

1. 早产儿概述

早产儿是指出生胎龄＜ 37 周（≤ 259 天）的新生儿，按照胎龄大小可以分为晚期早产儿、极早产儿和超早产儿。我国早产儿的发生率呈逐年增长的趋势，由 1985 年的 4.5% 上升至 2005 年的 8.1%，近年有文献报道达到 10%。发生早产与母体因素，子宫、胎盘、脐带及附属组织的因素，以及胎儿因素都有关系。胎膜早破是多数学者认同的导致早产的首要原因，而生殖道微生物上行感染是导致胎膜早破的主要原因。还有研究认为，孕母既往异常妊娠史亦属早产的主要原因。

### 2. 早产儿预后

由于早产儿各器官功能没有发育成熟，死亡率较足月新生儿高。国内报道早产儿死亡率为 12.7% ~ 20.8%。胎龄越小，体重越低，死亡率越高。体重 < 1000 g，死亡率更高。早产儿死亡原因主要为围生期窒息、颅内出血、畸形、肺透明膜病、肺出血、硬肿症、呼吸暂停、坏死性小肠结肠炎以及各种感染等。随着新生儿重症监护病房（NICU）的普遍建立，新生儿抢救技术提高，早产儿的死亡率逐渐下降。但由于早产儿各器官功能没有发育成熟，存活的早产儿远期发育障碍的发生率远远高于正常新生儿，胎龄越小，体重越轻，发生远期发育障碍的风险越大，严重程度越高。有研究显示适于胎龄早产儿生长发育如正常足月儿，但小于胎龄早产儿则有明显的发育障碍。一些报道显示，早产儿在出生后第 2—5 年，体重和身高增长不满意，甚至到五岁时，仍有 28% 早产儿的体重和 19% 早产儿的身高低于第 3 百分位。低出生体重早产儿，在婴儿期和儿童期发生呼吸系统疾病的风险增加，可反复出现呼吸系统症状及肺功能异常。早产儿神经发育损伤主要多见于极低出生体重儿和超低出生体重儿，伤残类型包括脑瘫、癫痫、视听障碍以及发育迟缓等。发育中的早产儿大脑极易受损，而围生期感染、缺氧缺血或出血均可导致脑损伤，50% 超低出生体重儿可发生弥漫性脑白质损伤，也常伴有脑深部灰质损害，因而超低出生体重儿认知功能障碍更为严重。国内有研究显示早产儿智力低下发生率为 7.8%，脑瘫发生率约为 3%。大脑在快速发展和增长的关键时期受到损害，会影响大脑内连接，导致注意力不集中和（或）多动、焦虑以及其他社交和情感问题的风险增加。有研究表明，通过早期干预可以有效降低早产儿远期神经发育障碍的风险或减轻远期神经发育障碍的严重程度。

### 3. 早产儿早期干预

早产儿作为发生率最高的高危儿，存在发育风险，但不代表一定发生神经系统后遗症。高危儿，尤其早产儿的早期干预不是康复，而且进行没有康复指征的康复，会影响早产儿正常发育。合理的早期干预应是建立在正确理论基础上的。

（1）高危儿早期干预的科学理念。

1）积极回应婴幼儿的需求，建立丰富温馨快乐的养育环境：父母学会观察和读懂婴儿的情感暗示，可以通过面部表情或语言信号，积极满足他们的情感需求，这会对婴儿的情感和行为产生重要的影响。

2）"互惠"的安全依恋关系：婴幼儿早期发展最关键的是与抚养者的互动以及与抚养者之间建立安全依恋关系。"互惠"包含了共享或互补的情感和体验，建立成长过程中互相满足的亲子关系对婴幼儿自身及人际关系发展极其重要。

3）良好的睡眠质量：良好的睡眠质量有利于神经系统发育，有利于生长发育及恢复。分析并解决影响睡眠质量的原因是早期干预的重要内容之一。

4）适宜的个性化干预方法：每个婴儿和每个母亲都是不同的，需要培养母亲早期干预的能力以匹配其孩子的个人特质。早期干预过程要适宜患儿的实际能力，避免过度疲劳、过度刺激，否则不利于正常发育。

5）减少或免于环境压力：如不必要的疼痛刺激、没有循证依据的过度诊疗。

6）减少母亲焦虑导致的养育压力：母亲过度焦虑常常导致亲子交流困难，不仅将压力传递给患儿，同时阻碍了"互惠"的安全依恋关系的建立。

7）减少影响睡眠质量的因素：如过度疲劳，过度刺激，环境中不合适的光线、声音、温度、湿度等。

8）避免营养不良：如早产儿和小于胎龄儿的营养追赶常常不顺利，易出现喂养困难导致营养不良，需要仔细分析、鉴别原因。

（2）早产儿早期干预的方法。

1）建立"互惠"的安全依恋关系：安全依恋关系可以有效缓解父母焦虑，促进早产儿全面发展。可以教家长袋鼠抱、对早产儿需求积极回应、抚触早产儿等，这些均有利于安全依恋关系建立。

2）教会家长分辨哭声，及时回应，学会安抚：①有的哭声代表饥饿。②有的哭声代表身体不适，如肠胀气。③有的哭声代表环境给的压力比较大。④有的哭声代表状态转化困难，如瞌睡状态向浅睡眠状态转化中出现困难。哭闹时安抚强度应从弱到强。

3）营养管理：①了解生长发育曲线，当头围、身高、体重都达到 25 ～ 50 百分位时，就可以停止母乳强化或早产儿奶。②维生素 D 强化：生后 2 周可给予维生素 D 800 ～ 1000 单位强化 3 个月。③补充铁元素，按每日铁元素 2 毫克 / 千克维持到 1 岁。④注意补充益生菌。⑤注意补充二十二碳六烯酸。⑥喂养困难原因分析：早产儿常见的喂养困难原因有吸吮 – 吞咽 – 呼吸不协调、胃食管反流、牛乳蛋白过敏、其他不良口腔经历等。

4）睡眠质量管理：①集中护理，使早产宝宝有不被打扰的睡眠时段，若发现早产儿疲惫，给予休息时间促进其复原。②提供安静的环境，避免突然惊醒早产儿。③避免睡眠时光线过强。④在护理前轻柔唤醒或触摸早产儿，使其有准备。⑤给予任何护理措施时，观察其反应以避免过度刺激。⑥观察睡眠周期，早产儿浅睡眠多（20 ～ 30 分钟），深睡眠少（10 ～ 20 分钟），如果浅睡眠过多，深睡眠过少，或每天睡眠总时间 < 15 小时，都需要仔细分析原因。常见原因有牛乳蛋白过敏、光线过强、声音过大、护理过于频繁。

5）适用的多感官刺激：①袋鼠式抱。②体位管理。③视觉追踪：

21

清醒时可以进行对视交流，微笑互动。④听觉追踪：可以用轻柔的声音逗引其转头。⑤抚触。

6）出院前家庭养护技能培训。

 **鲍秀兰教授点评**

　　早产儿的早期干预是以亲子依恋关系建立为核心，在养育中有目标地完成追赶性成长。早期保护睡眠、避免打扰、减少有压力的环境、早期营养追赶等方面是早期干预的关键，应等早产儿对环境适应能力增强后，再进行适宜的多感官训练和运动训练，这样才能取得最好的干预效果。许多家长把早产儿早期干预理解为早期康复显然是不对的！

### 参考文献

[1] 邵肖梅，叶鸿瑁，丘小汕 . 实用新生儿学 . 4 版 . 北京：人民卫生出版社，2011.

[2] 王永明，韦红 . 早产儿预后研究进展 . 中华产科急救电子杂志，2018，7（4）：236-240.

[3] 鲍秀兰 . 婴幼儿养育和早期教育实用手册 . 2 版 . 北京：中国妇女出版社，2020.

[4] 早期干预降低早产儿脑性瘫痪发生率研究协作组 . 降低早产儿脑性瘫痪发生率的临床研究 . 中华儿科杂志，2005，43（4）：244-247.

[5] 刘维民，鲍秀兰，马磊，等 . 早期干预降低极低出生体重儿脑瘫发生率的临床研究 . 中国儿童保健杂志，2015，23（4）：360-363.

[6] 中国优生优育协会婴幼儿发育专业委员会 . 高危新生儿行为神经发育早期干预专家共识 [J]. 中国儿童保健杂志 . 2022，30（3）：233-236.

　　　　　　　　　　　　　　　　　　　（柴雪静　吴菊英　刘维民）

# 病例 3　足月小于胎龄儿并发精神运动发育迟缓

## 病历摘要

### 【基本信息】

患儿，男，1 岁 10 个月，孕 38 W，剖宫产，试管婴儿，G3P1，出生体重 2.52 kg，SGA。无缺氧抢救史，有癫痫史，已服用药物控制。母亲生育年龄 41 岁，有结缔组织病。

7 个月不会主动伸手抓物，会独坐，9 个月不会拇食指对捏，1 岁不会积木对敲，不会爬，不会独站。21 个月可独走十几步。

### 【查体】

肌张力正常，拇食指对捏不稳定，搭积木不稳定，盖瓶盖不稳定，串珠子不熟练。

### 【实验室检查】

（1）头颅 MRI（出生后 1 个月）：双侧侧脑室增宽 13 cm。

（2）头颅 MRI（出生后 7 个月）：髓鞘化进程约为足月儿 5～6 个月水平。

（3）听性脑干：左耳 35 dB nHL，右耳 25 dB nHL。

（4）血氨基酸代谢：未见异常。

（5）脑电图：异常（额区为主稍多量尖波发放，睡眠背景欠佳）。

（6）出生后 10 个月 Gesell 评估：DQ 65.49。

### 【诊断】

足月小于胎龄儿并发精神运动发育迟缓。

【治疗过程】

针对精细运动发育里程碑延迟，经过 6 个月的作业训练，取得非常好的效果。

## 病例分析及治疗

【病例特点】

（1）患儿，男，1 岁 10 个月。

（2）试管婴儿、足月小于胎龄儿、母亲高龄并存在结缔组织病。

（3）体检提示：肌张力正常，精细运动发育里程碑延迟。

（4）头颅 MRI：髓鞘化进程延迟。

【作业训练思路】

采用 ACTED-Care 评估体系中精细运动模块进行全面评估，形成精细运动发育评估地图（图 3-1），依据精细运动发育地图分析问题出现的关键节点，然后针对关键节点制订训练计划，训练 3 个月后再次全面评估，调整训练计划。按照"评估 – 训练 – 再评估 – 再训练"的模式，从而达到最佳训练效果。具体训练思路如下。

1. 兴趣和优势

（1）喜欢玩门把手、开关门。

（2）喜欢球。

（3）可搭高 2 块积木。

2. 问题与挑战

（1）拇食指对捏不稳定。

（2）串珠子不熟练。

（3）盖瓶盖不稳。

（4）搭积木不稳定。

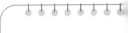

### 3. 问题分析及依据

患儿 1 岁 10 个月，依据 ACTED-Care 精细运动及生活技能发育评估模块，绘制出评估地图（图 3-1），根据评估地图反映出的不足，分析如下。

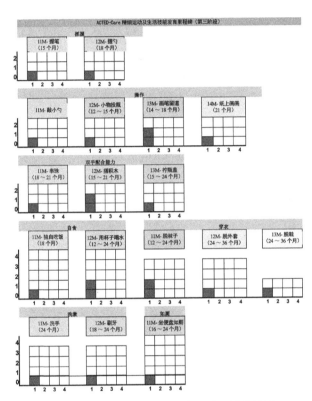

图 3-1 首次精细运动和生活技能发育评估地图

（1）拇食指对捏不稳定。

原因分析一：ACTED-Care 三阶段模块评估提示患儿指捏意识不足，导致拇食指对捏不稳定。因此可通过提升对指游戏意识，改善患儿拇食指对捏的能力。

原因分析二：ACTED-Care 三阶段模块评估提示患儿拇指外展能力弱，在进行指捏动作时大鱼际紧张、拇指张不开会影响拇食指对捏的能力，导致患儿拇食指对捏不稳定。因此，可通过按摩放松大鱼际及进行拇指外展游戏活动来促进拇指外展，从而改善拇食指对捏的能力。

原因分析三：ACTED-Care 三阶段模块评估提示患儿食指独立使用能力不足。因此，可通过食指分离的手指操等改善患儿食指分离活动。

（2）串珠子不稳定。

原因分析一：ACTED-Care 三阶段模块评估提示患儿手眼协调不好，导致串珠子不稳定。因此，可通过选择带声音的大块串珠来吸引患儿，引起患儿注意从而改善患儿串珠子的能力。

原因分析二：通过观察发现患儿存在畏难情绪，这会影响串珠子的能力，可通过适当降低游戏的难度，由训练师拿着珠子让患儿串，并且分解游戏步骤的方法来缓解患儿畏难情绪。

原因分析三：ACTED-Care 三阶段模块评估提示患儿上肢控制能力差，这会影响串珠子的能力。因此可通过增强上肢控制能力，提升上肢稳定性达到双手稳定串珠的目的。

（3）不会模仿盖盖子。

观察发现该患儿存在模仿盖盖子时控制能力差、对不准、不会主动操作等问题。分析原因，是在于上肢高抬把盖子盖上时悬浮的力量不够，控制能力差。因此，可以通过提升悬浮能力的练习，使其可以盖上盖子。

（4）搭积木不稳定。

原因分析一：ACTED-Care 三阶段精细模块评估提示手眼协调性差，影响患儿搭积木的能力，因此，可通过提高手眼协调的能力来促进患儿搭积木的能力。

原因分析二：ACTED-Care 三阶段精细模块评估提示上肢稳定性差，影响患儿搭积木的能力，因此，可以提升上肢稳定性，来促进患儿搭积木的能力。

原因分析三：根据 ACTED-Care 三阶段精细模块评估提示患儿主动搭高意识不强，不会连续搭高积木 4 块。因此，可以通过连续性搭高积木的练习来促进患儿有意识搭高 4～5 块积木。

**4. 近期目标**

（1）提升对指游戏意识，达到对捏小丸并投放。

（2）加强患儿手眼协调能力并独立完成串上 1 颗珠子。

（3）提高上肢悬浮的力量，独立准确地完成盖盖子。

（4）提高上肢稳定性和控制能力，达到积木搭高 4 块，并能做扔的动作。

**5. 远期目标**

（1）可以串 3～5 个大珠子。

（2）可以自己主动把盖子盖上和拿下来。

（3）可以搭高 4～5 块积木。

（4）可以拇食指对捏小积木并将其放在瓶子里。

**6. 训练计划**

（1）拇食指对捏：把小溶豆放到桌子上让患儿拇食指指腹捏，并把溶豆放进嘴巴里，促进拇食指对捏以及自食能力。每次 5 分钟。

（2）积木搭高：促进患儿手眼协调及上肢稳定性，拿 4 块积木，让患儿搭高楼并不推到。每次 5～8 分钟。

（3）手眼协调训练：①串珠子：主动拿下装珠子瓶的盖子，从中拿出珠子（较大一点的）和绳子，把珠子穿上后倒手，然后用另一只手拿绳子。在拿绳子上的木棍时促进患儿两指捏，一手拿珠子，另一手拿绳，注意倒手以及手眼协调。②盖盖子：串完珠子后，把珠子放进大的瓶子里，并盖上盖子，促进患儿手眼协调、手腕旋转与调整的能力。每次 5～10 分钟。

（4）扔球：促进患儿高抬手臂，有意识有方向地扔球，锻炼上肢力量和耐力，以及扔的动作。每次 5～8 分钟。

### 7. 中期评估

经过 3 个月的训练，患儿 2 岁 1 个月，再次进行 ACTED-Care 精细运动模块评估，首次设定的长期目标基本实现（图 3-2），由此可见，前期对患儿精细运动问题分析准确，训练方向和训练计划正确。接下来将设定新目标调整训练计划。

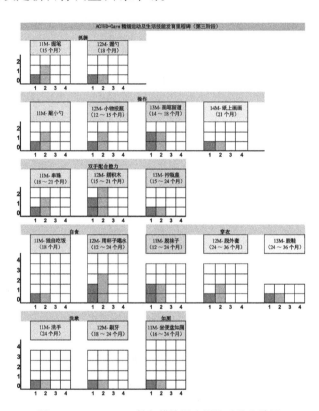

图 3-2  ACTED-Care 精细模块再次评估后发育地图

### 8. 调整目标

（1）近期目标：①练习自己用勺子吃饭。②促进手腕的灵活性。③练习主动穿扣子。④加强搭积木的能力。⑤练习拿画笔画画。

（2）远期目标：①能独立完成日常生活所需。②对玩具的操作更加灵活。

#### 9. 训练计划

（1）用勺子舀水果：先让患儿右手柱状抓握勺子把，带动患儿左手扶住碗，然后再辅助患儿进行前臂旋后的动作，来促进患儿用勺子做舀的动作，每次 3 ～ 5 分钟。

（2）拧瓶盖：准备一个瓶口较大的瓶子，一手握住瓶子，另一手拿瓶盖，在拧瓶盖时往相反方向进行旋转，拧瓶盖可促进手腕旋转及双手配合，每次 2 ～ 3 分钟。

（3）穿扣子：把细绳放在桌子上让患儿两指捏绳子，老师辅助患儿拿大扣子并让患儿把绳子串进洞洞里，这个动作可促进患儿捏细绳穿大扣子，每天 3 ～ 4 次。

（4）搭积木：患儿喜欢用右手搭积木，要促进患儿左手主动搭高，减少左右差，提高上肢控制能力，每天进行 3 次。

（5）柱状握笔：促进患儿柱状拿画笔的能力，让患儿拿画笔在画板上进行涂涂点点，每天进行 3 次。

#### 10. 再次评估

经过 3 个月训练，现患儿 2 岁 4 个月，取得明显进步，具体表现如下。

（1）可以在辅助下穿扣子。

（2）拧瓶盖时手腕旋转能力增强。

（3）叫名字反应较之前稳定。

（4）会用勺子舀水果吃。

（5）能搭高积木 5 ～ 6 块。

（6）拿画笔能画道。

#### 11. 总结

（1）在这半年里，患儿从不愿意搭积木到两手都能搭 5 ～ 6 块，可以独自拧开瓶盖并会把瓶盖拧上，在家时能稳定地去搭高积木，并可以拿着画笔在画板上乱涂乱画，但需辅助较多。

（2）针对患儿的问题，经过仔细评估和分析，针对性设计课程，利用患儿自身配合和家长全力配合的优势充分鼓励家中训练，从而取得明显进步。

## 疾病介绍

### 1. 小于胎龄儿定义

根据出生体重与胎龄关系，可以将新生儿分为适于胎龄儿（AGA）、小于胎龄儿（SGA）和大于胎龄儿（LGA）。其中小于胎龄儿又称宫内生长迟缓，是指出生体重在同胎龄平均体重的第10百分位以下，或低于平均体重2个标准差的新生儿。有早产、足月及过期小于胎龄儿之分。足月小于胎龄儿又称为足月小样儿。

### 2. 小于胎龄儿发生率

2005年的调查结果显示，我国SGA发生率平均为9.1%，其中多为足月儿（58.2%），但足月儿SGA的发生率（6.3%）要明显低于早产儿（25.3%）。

### 3. 小于胎龄儿的发生原因

SGA是胎儿宫内生长受限的结果，其发生原因与母体、胎盘、胎儿因素等密切相关。

（1）母体因素：母亲身材矮小、多胎妊娠、孕期营养不足、患有影响胎盘和胎儿供氧供血的慢性疾病（比如严重的高血压、糖尿病、心脏病等）、孕期服用干扰胎儿生长发育的药物等。母亲的生存条件差，居住在高原地区，也是造成SGA的高危因素。

（2）胎盘因素：出生体重与胎盘及绒毛膜的面积相关。如出现绒毛膜炎、绒毛膜缺血坏死，胎盘多灶梗死、胎盘早剥、单脐动脉、轮廓胎盘等胎盘及绒毛膜的异常，可能导致胎儿宫内生长迟缓。

（3）胎儿因素：胎儿基因缺陷、染色体异常、代谢异常、胎儿宫内感染等（如 21-三体综合征、Turner 综合征，苯丙酮尿症，巨细胞病毒感染等），可能造成胎儿宫内生长受限。

**4. 小于胎龄儿预后情况**

与正常新生儿相比，因缺氧及致死性畸形等影响，SGA 围生期的死亡率显著增高，SGA 新生儿期的发病率也明显增高，为正常新生儿的 5～10 倍，容易发生围生期窒息、胎粪吸入性肺炎、新生儿低血糖、红细胞增多症等疾病。因病毒感染、染色体异常等因素的影响，有的 SGA 伴随有先天畸形。SGA 的免疫功能也较正常新生儿低下并可持续到儿童期。

SGA 生后的体格生长主要取决于 SGA 的病因、生后营养摄入及社会环境因素。如遗传因素、病毒感染、染色体异常等原因所导致的 SGA，体格发育始终受到限制，最终导致体格发育落后。而由于宫内生长的限制、胎盘功能降低及营养不足所造成的 SGA，如果生后环境因素适宜、营养摄入充足，将在生后头 6 个月出现加速生长，并最终追上同胎龄的健康新生儿。有证据表明，SGA 发生成年期疾病，如糖尿病、高血压、心血管疾病的风险较正常新生儿高，且主要发生在那些 1 岁前低体重，而在 1 岁以后过度快速追赶生长的婴儿中。因此，对 SGA，应该合理喂养，使其"适度"追赶生长，而不要"过度"追赶生长。

SGA 神经系统功能及智商主要取决于 SGA 的病因以及围生期并发症的严重程度。如遗传因素、病毒感染、染色体异常等原因所导致的 SGA，脑发育也会同等程度受限，从而导致脑神经发育障碍。而围生期窒息及低血糖若造成脑损伤，脑损伤越严重，脑神经发育障碍的风险就越大。此外，家庭社会经济情况，父母受教育程度以及生长环境对 SGA 的神经发育结果均有重要影响。

## 鲍秀兰教授点评

　　家长需要重视孩子手功能训练和生活技能训练，因为这方面的能力会影响以后孩子的学习和生活自理能力，所以，在专业老师指导下开展系统训练很必要，同时要在生活养育中积极泛化，从而获得最佳干预效果。

### 参考文献

[1]　邵肖梅，叶鸿瑁，丘小汕. 实用新生儿学. 4 版. 北京：人民卫生出版社，2011.

（贾艳楠　吴菊英　刘维民）

# 第二章
## 发育迟缓早期干预案例分析

## 病例4  发育性语音失用症

### 病历摘要

**【基本信息】**

患儿，男，4岁2个月，孕41 W，产钳助产，G1P1，出生体重3.55 kg，AGA，生后有轻度窒息，阿氏评分1分钟6分、5分钟10分、10分钟10分。羊水Ⅲ度污染，单脐动脉。母亲生育年龄36岁。

**【查体】**

视听反应可，叫名字有反应，只会叫妈妈，知道找爸爸、妈妈，能听懂简单指令，理解能力可，习惯使用手势语表达。肌张力检查未见异常，膝反射引出。

【实验室检查】

（1）头颅 MRI（4 岁）：左侧脑室体后部旁异常信号，考虑胶质增生（？）；髓鞘化不良（？）；右侧半卵圆中心点状髓鞘化不良，双侧脑室略饱满，以左侧脑室枕角为著，鼻旁窦黏膜厚。

（2）智力评估（4 岁）：适应性 101，大运动 80，精细运动 93，语言 57，个人 – 社交 76。

（3）遗传代谢：未发现特异性异常改变。

【诊断】

发育性语音失用症。

【治疗过程】

针对语言发育里程碑延迟，在系统评估的基础上，经过 7 个月的言语认知训练，效果明显。

## 病例分析及治疗

【病例特点】

（1）患儿，男，4 岁 2 个月。

（2）足月，生后轻度窒息，羊水Ⅲ度污染，母高龄。

（3）体检提示：肌张力正常，语言发育里程碑延迟。

（4）头颅 MRI：左侧脑室体后部旁异常信号，考虑胶质增生（？）；髓鞘化不良（？）；右侧半卵圆中心点状髓鞘化不良，双侧脑室略饱满，以左侧脑室枕角为著。

（5）遗传代谢：未见异常。

【言语认知训练思路】

采用 OPT 进行全面的评估，依据评估分析问题出现的关键节点，然后针对关键节点制订训练计划，训练 3 个月后再次全面评估，调整训练计划。按“评估–训练–再评估–再训练”的模式，不断优化训练目标和计划，以达到最佳的训练效果。具体早期干预思路如下。

1. 兴趣和优势

（1）语言理解能力基本和实际年龄相符。

（2）喜欢听儿歌。

（3）偶尔能发非言语的“mama、en”音，与人沟通。

2. 问题与挑战

不会说话。

3. 问题分析及依据

患儿4岁2个月，采用OPT进行全面评估，将评估反映出的问题，分析如下。

不会说话主要有两个比较重要的原因。

原因分析一：口腔高敏。

依据评估观察到患儿不喜欢被人触摸面部及嘴唇周围；不喜欢刷牙或洗脸（擦嘴）；偏食（喜欢特殊质地的食物性状）；当食物或食具放进口腔内时，容易产生呕吐反应。以上现象说明其整个口腔及面部存在感知异常、高度敏感的现象，想发某个音却无法将唇舌放到指定的位置，一旦触碰就敏感不舒服，从而导致根本不愿做任何口唇舌等运动，最终导致不能发音说话。因此要进行降低敏感度的训练，使感知趋于正常化。

原因分析二：口腔器官运动能力弱。

依据评估观察到：

（1）患儿咬肌力量弱，食物进入口腔，未经过充分咀嚼就很快被吞下，咀嚼大块的食物或者是较硬食物时容易呕吐。说明下颌连续咬切及研磨能力不能适应实际年龄水平，如果下颌不上下运动，不愿意张嘴，也就没法构音说话。

（2）不能模仿唇部运动噘嘴和咧嘴，说明口唇动作模仿能力弱，以及唇的运动范围小、力度较弱。不模仿唇部动作，唇不能做圆展交替，也就无法准确发音说话。

（3）舌系带短，舌的运动范围受限，不能进行舔上下唇及两个嘴角。舌头不运动也是无法正确构音说话的，因此要增强舌运动的灵活性。

（4）不会模仿吹气，但说话需要声音和气流相结合，没有气流也就无法说话，必须进行气流诱导训练。

（5）使用声音沟通的动机较弱，长时间不说话形成固化使用手势代替声音的模式，应大量进行激发发音动机的训练，让患儿把出声音沟通变成习惯。

4. 近期目标

（1）可接受海绵棒进入口腔。

（2）能够咀嚼苹果条。

（3）能模仿简单唇部动作 3 ～ 5 个。

（4）舌可外伸到唇沿。

（5）吹响 1 号气笛 15 次。

（6）能够使用"嗯、啊"的声音表示需求。

5. 远期目标

（1）口腔内外感知正常化。

（2）能够自如咬切和研磨食物。

（3）扩大及增强唇的运动范围及力度。

（4）增强舌运动的灵活性。

（5）能够发音说话。

6. 训练计划

（1）用海绵棒慢慢从口周到口腔内进行脱敏训练，训练时可在海绵棒上蘸一些温水、酸奶、果泥等患儿喜欢的食物，来减少患儿因敏感产生抵触的行为，从而增加配合度。

（2）将苹果切成 0.5 cm 厚度的条，用医用纱布包住苹果条放到患儿的磨牙的位置，两侧各咀嚼 2 块苹果条。

（3）学习老虎叫 "a–o" 以张大嘴；嘴唇上抹果酱练习闭合；舌板竖放在口腔内练习张大嘴巴，引导患儿模仿老师做噘嘴和咧嘴的动作；将口红轻涂在嘴巴上，然后亲亲白色的纸训练噘嘴巴；用游戏的方法比赛看谁漏出的牙齿最多，训练咧嘴。

（4）首先用压舌板放松舌面，然后将其放到舌的下面，对舌系带向上进行牵拉，增大舌的活动范围，进而实现舌部外伸到唇沿；将海苔或花生酱抹在患儿下唇的位置，引导患儿舌部外伸 5 秒。

（5）把纸巾撕成条状，放到患儿嘴巴的位置捏住鼻子，训练吹气。

（6）使用口肌工具 1 号气笛，把气笛放到嘴巴上，轻轻摁压膈肌引导气流，诱导出气。使用强化物激发发音动机，只要模仿出发音就高频强化。引导发唇音 "baba、baibai、bangbang、baobao、meimei、mao、mei"。

### 7. 中期评估

经过 4 个月训练，患儿 4 岁 6 个月，再次进行评估时可以看出以下进步。

（1）口腔敏感度降低，可接受海绵棒刷擦，可提高难度到震动棒以增加感知。

（2）咀嚼硬的食物时会主动咀嚼更多次，但仍需训练。

（3）能模仿出 5 个口唇动作，主动发音意识增强。

（4）舌外伸可过唇沿，舌四项运动能力仍需提高。

（5）能够吹响 1 号气笛，气流可持续 1～2 秒，仍需进行此项训练。

（6）会模仿成人发简短的音，愿意用简单的单词与人沟通。

### 8. 调整目标

（1）提高舌部的灵活性。

（2）增强唇部的力量。

（3）增强下颌稳定性及控制能力。

（4）增强整体口腔的协调性。

（5）能够进行 a、i、u 随机拼组训练。

（6）能够吹气 6 秒。

（7）能够使用短句与人沟通。

9. 训练计划

（1）用口肌工具震动棒及各种感知胶头刺激舌部，进一步增强舌部的感知训练。

（2）用海苔或棒棒糖引导患儿，让其伸舌舔食嘴唇周围的食物，每天训练 3 次，每个位置 20 次。

（3）用口肌工具舌尖训练器来训练舌部在口腔内的灵活性，每天训练 2 次，每次 5 分钟左右。

（4）老师可以先做示范舌尖顶两颊，让患儿摸老师鼓鼓的两颊，然后让患儿尝试做这个动作。

（5）压舌板（饼干）横放在牙齿和唇中间，让患儿闭上嘴唇夹住压舌板，禁止用牙齿咬住压舌板。

（6）口肌工具红色 t 字牙胶、黄色 t 字牙胶、紫色 p 字牙胶，层次训练，放在磨牙的位置上练习咬切，10 次即可达标，弱的一次多做一组。

（7）对着镜子练习随机组合 a、i、u，引导发"阿姨、衣服、画画、鱼、哎"等音。

（8）口肌工具 2 号气笛连续吹 25 次。

（9）看书讲绘本，回答简单问题。

10. 后期评估

经过 7 个月训练，患儿 4 岁 9 个月可见如下进步。

（1）口腔感知觉正常，吃硬食物已没有呕吐反应。

（2）可做各种口唇动作。

（3）口腔器官运动能力无论是在速度、力度、协调性、稳定性、范围等方面均有很大改善。

（4）能够充分咀嚼牛肉干、鱿鱼丝等食物。

（5）沟通中可以回答简单问题，如："我叫xx，去xx玩去了，今天我吃xx。"

（6）老师用勺子辅助推舌尖促进舌根上抬时可以发对舌根音，自己主动发音还不清楚，多数把g音替换成d音，r音仍需训练。

### 11. 总结

（1）从患儿评估结果和现在的表达状态可以看出：之前的问题分析合理，目标设定和计划的随时调整也比较合理，才能成功帮患儿从无语言到有语言。

（2）在和患儿沟通时，我们要努力成为一位有能力的沟通伙伴，做他们的辅助者或赞美者，绝不能在患儿面前扮演古板、枯燥、无趣的老师角色。

（3）干预、促进过程中需要跟随患儿的兴趣，激发他的沟通动机，明确目标，正确有效地指导家长进行家庭训练，才能更快看到进步。

（4）截至该病例写完，该患儿仍然在坚持干预训练。在这里默默地许下愿望：希望几个月以后的你，是一个滔滔不绝，看不出曾经样子的，独一无二的你。

## 疾病介绍

### 1. 言语失用概述

言语失用以运动性言语障碍为特征，被认为是运动计划或编程中出现的障碍所致。言语失用的两个主要类型是儿童型的（CAS）和获得型的（AOS）；AOS和CAS的差异在于：AOS是脑损伤导致的；CAS是发育性的，可能也是遗传性的。本案例中的患儿属于发育性语音失用。

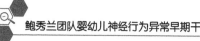
### 2. 发育性语音失用症的定义

发育性语音失用症（DAS）是指存在将抽象的音韵译码转换成运动命令的障碍。这类儿童的自主运动困难，不能产生语音或产生语音相当困难。DAS 患儿没有明显的面部肌肉、舌、唇的缺陷。

### 3. 发育性语音失用临床表现

（1）"安静"宝宝。

（2）婴儿时很少咿咿呀呀发声。

（3）语音发育迟缓。

（4）发"m、b、p"等声音，说第一个词和词组均比同龄儿童晚得多。

（5）有自己独特的手势，常伴有非言语的"发音"。

（6）由于言语产生的困难，部分患儿借助自己发明的手势，有时还用一系列非言语的"声音"来与别人进行沟通。

（7）不能正确地将声音和音节组成词，这是 DAS 最明显的特征之一，主要的表达困难是不能从一种声音转向另一种声音、从一种音节转向另一种音节，因此在需连续表达时常表现为词的音节倒转、音节丢失、音节添加。

（8）DAS 的另一个重要特征是语音产生非常不稳定，有些声音或词会消失一段时间；有时也可正确发出较难的词，但往往不能重复；有几天发音显得比较容易，发音错误较少，过几天发音又相当困难，发音错误频频；语音越复杂（多音节的词组和句子），表达越困难。

（9）重复单词困难。当其重复一个单词时，有时第一遍正确，以后几遍错误增加，或出现各种各样的错误。

（10）不能正确使用气声，常表现为 p 和 b、t 和 d 混淆。

（11）元音发音不准。主要是对发音相近的元音的相互混淆。

（12）语调异常。一般陈述句的结尾用降调，疑问句的结尾用升调，但 DAS 患儿往往不能正确使用语调，尤其是在他们非常专注于想表达什么、怎么表达时。

（13）口腔运动异常。有些患儿在讲话前或讲话时表现为舌、唇和上下颌的异常运动和姿势，有些患儿还会用手指去帮助舌做运动，可见他们是在尽力表达自己所想表达的。

（14）鼻音重。除了发"m、n"等鼻音外，软腭均向后运动，阻挡气流进入鼻腔，使气流只从口腔呼出。如软腭不向后运动，则气流从鼻腔呼出，发出鼻音。正如舌、唇运动异常一样，软腭的运动也可能不协调，导致不应有的气流从鼻腔呼出。

值得一提的是，不同严重程度 DAS 是有很大差异的，轻度的可能只有很少几个音的表达困难，严重的可能需要借助辅助的交流工具（手语、交流板、交流本）与人沟通。目前对 DAS 的诊断尚无统一的标准，但根据上述表现特征的多少将有助于做出诊断。

### 4. 言语训练的要点

（1）从单音节到重叠的双音节然后再到单词和词组。

（2）音节的练习比单一音素的练习更重要，有时练习无意义的音节更容易成功。

（3）口功能训练加强舌、唇、上下颌的运动分离和协调性，模仿夸张的口型，常需要对着镜子进行练习以加强自我监测。

（4）增加感官刺激：通过视觉、听觉、触觉的反馈比单一的听觉反馈更有效。如教"b、p、m"的发音可以告诉患儿应将双唇抿住，示范给患儿看抿唇的动作，同时将手指放在患儿的唇部以帮助他发音。

（5）韵律和动作：一些手势或动作或将发音赋予一定的韵律常常会帮助患儿发出准确的声音。

### 5. 父母教育

虽然儿童可以接受治疗师的治疗，但父母的帮助和家庭练习更重要。父母应有足够的耐心，给予患儿更多的机会练习单词和词的组合。当患儿在表达出现困难的时候，给予语言提示并帮助他们做选择，如问"你要……还是……？"不要逼他们讲。接受他们发音相近的词和一些声音，鼓励他们用图片、手语和动作进行交流。当听懂部分患儿讲的话时，应让他们知道你听懂了哪部分，如"告诉我这狗怎么了？"说明你知道他在讲关于这只狗的事，他不至于很沮丧，并知道去纠正那些讲得不清楚的地方。

### 6. 预后

DAS 是一个持续终生的沟通问题，最终的结果受多种因素的影响，最重要的影响因素是问题本身的严重程度、接受什么治疗、治疗的时间长短，治疗的目标是帮助儿童获得尽可能最佳的沟通技能。

对于严重的 DAS，治疗主要是帮助获得最佳的能被人听懂和理解的表达。非常严重的 DAS 要考虑口语交流是否可能，是否要选择其他的交流方式，如手语、交流本和电子交流板。不太严重的 DAS 可能会达到语音错误较少的程度，但偶尔仍会犯类似的错误，尤其是在紧张的情况下讲话。

### 🗒 鲍秀兰教授点评

本案例是一位比较有特点的言语失用症的宝宝，理解正常，表达落后理解很多，从最早的无语言，到最后的可以对答自如，取得了令人欣喜的结果。在我的门诊中时常遇到 2 岁多孩子不会说话的情况，这些孩子理解正常，但不能正常表达。仔细了解养育过程，孩子常常被老人或保姆代养，他们很少和孩子有效交流，又怕孩子哭闹，在孩子出现一个肢体语言或简单的"嗯、啊"后就第一时间满足了孩子，导致孩子模仿说话和说话的机会都很少，最后出现语言表达落后。丰富的语言环境是孩子建立语言表达的关键，这点我们家长一定要重视。

## 参考文献

[1] 陈卓铭，王丽梅，张庆苏，等．语言治疗学．3版．北京：人民卫生出版社，2018：221-238.

[2] 杨海芳，王穗苹．言语失用的诊断及治疗进展．中国康复医学杂志，2014，29（9）：893-897.

[3] 章依文．发育性语音失用症．国外医学：妇幼保健分册，2004，15（1）：14-16.

（陈宁　李建颖　吴菊英　刘维民）

# 病例 5　宫内感染并发精神运动发育迟缓

## 病历摘要

【基本信息】

患儿，男，1岁5个月，孕41 W，G2P2，剖宫产，出生体重 3.5 kg，AGA。无生后窒息，阿氏评分不详。母亲孕晚期有阴道炎，孕检小排畸时查出胎儿脑室增宽，分娩前出现胎心减慢，胎心 < 100 次。母亲生育年龄 37 岁。

3个月会翻身，8个月会独坐，1岁会爬。

【查体】

追视追听物体可，与人眼神交流可，叫名字反应不敏感，家人离开及进入诊室反应不明显，对父母依恋不强，其姐姐对父母也不太依恋。喜欢姐姐，不会有意识叫妈妈。不能完成小物品投放，不能三指捏、拇食指对捏。俯卧可四点支撑，独坐好，四点爬，可扶站扶走，保护性支撑反应可引出，膝反射引出，肌张力检查正常。

【实验室检查】

（1）头颅 MRI（15 个月）：双侧侧脑室增宽欠规则，双侧颞极脑外间隙增宽，胼胝体略薄。

（2）血氨基酸代谢：轻度酮性双羧酸尿。

（3）尿氨基酸代谢：正常。

（4）智力评估（15.8 个月龄）：DQ 61.1（大运动 57.1，精细 51.4，适应 77.1，语言 51.4，社交 68.6）。

【诊断】

宫内感染并发精神运动发育迟缓。

【治疗过程】

针对精细运动发育里程碑延迟，经过 6 个月的作业训练，取得非常好的效果。

## 病例分析及治疗

【病例特点】

（1）患儿，男，1 岁 5 个月。

（2）孕晚期宫内感染，胎儿脑室增宽。

（3）体检提示精细运动发育里程碑延迟。

（4）MRI 提示双侧侧脑室增宽欠规则，胼胝体略薄。

（5）血尿氨基酸代谢：未见明显异常。

【作业训练思路】

患儿被明确诊断为宫内感染并发精神运动发育迟缓。采用 ACTED-Care 评估体系中精细运动模块进行全面评估，形成精细发育评估地图，依据精细运动发育地图分析问题出现的关键节点，制订个性化作业训练方案，3 个月后再次全面评估，调整训练计划。按照"评估－训练－再评估－再训练"的模式，以达到最佳训练效果。具体训练思路如下。

1. **兴趣和优势**

（1）可以主动伸手要自己喜欢的玩具。

（2）可以双手同时留握积木，可以完成换手、对敲的动作。

（3）全掌抓握积木块。

（4）食指分离活动出现。

（5）可以完成大口径容器的投放。

2. **问题与挑战**

（1）患儿的情绪控制能力较差，对家人比较依恋，存在畏难情绪，对玩具的兴趣不高。

（2）上肢上举不稳定，不能自己将套杯拔开。

（3）不能完成小物品投放。

（4）不会倾倒瓶子。

（5）不能三指捏、拇食指对捏。

### 3. 问题分析及依据

患儿1岁5个月，依据ACTED-Care精细评估模块，绘制出精细和生活技能发育地图（图5-1），结合问题分析如下。

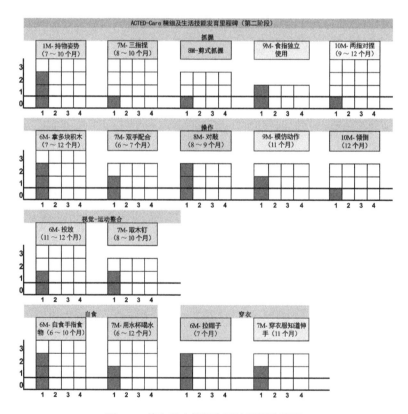

图 5-1　首次手功能及生活技能评估地图

（1）上肢上举搭套杯时上肢不稳定，不能自己将套杯拔开。

原因分析一：根据观察患儿在进行套杯搭高操作时，上肢不稳定，考虑是因为患儿上肢的稳定性与上肢的控制能力弱。因此可通过上肢持续上举、拿重物等游戏活动提高患儿上肢的稳定性与控制能力。

原因分析二：根据观察患儿不能够自己将套杯拔开，考虑是因为患儿手指指端和掌内肌力不足，在拔开套杯时不能将套杯握紧。因此可通过指端拔开的游戏活动等提高患儿相关能力。

（2）不能完成小物品的投放。

原因分析一：ACTED-Care精细评估模块提示患儿存在畏难情绪，这会影响小物品投放的能力。因此可通过降低游戏难度，将容器的口径稍微扩大，之后逐渐减小，循序渐进，从而缓解患儿的畏难情绪。

原因分析二：ACTED-Care二阶段模块评估提示患儿不能够完成小物品的投放，可能是因为患儿不能够完成三指捏、两指捏，导致患儿不能够精确地将小物品放到容器中。因此可通过三指捏、两指捏训练促进患儿手指分离，提高精细捏取能力。

原因分析三：根据观察，患儿在进行小物品投放时不能准确将玩具放到瓶口，是因为患儿上肢的稳定性与控制能力不足，从而影响这项活动的完成，因此可通过提高上肢的稳定性与控制能力来改善。

（3）不会倾倒。

原因分析一：ACTED-Care二阶段模块评估提示患儿不能完成倾倒操作，这是因为患儿前臂及腕关节的灵活性比较弱，因此可通过前臂旋前旋后练习，提高前臂的灵活性。

原因分析二：ACTED-Care二阶段模块评估提示患儿不能完成倾倒瓶子操作，这是因为倾倒操作过程需要患儿肘关节抬起打开，因此可通过抬肘游戏，提高患儿肘关节抬起的能力。

（4）不能三指捏、拇食指对捏。

原因分析一：ACTED-Care二阶段模块评估提示患儿对指能力比较弱，从而影响拇指与其余四指相对的抓握形式，因此可通过对指游戏提高患儿的对指能力。

原因分析二：ACTED-Care二阶段模块评估提示患儿拇指外展力

量比较弱,在进行抓握活动时拇指不能充分张开,从而影响患儿的精细捏取能力,因此可通过拇指外展练习提高患儿拇指外展的力量,促进拇指外展。

4. 近期目标

(1)提高患儿上肢的稳定性与控制能力,可以独立搭高 2 层套杯。

(2)提高手指指端力量,让患儿可以独立拔开较松的套杯。

(3)提高对指捏的能力,捏积木块并进行投放。

(4)提高抬肘能力及前臂灵活性并在辅助下完成倾倒。

5. 远期目标

(1)增强患儿的上肢及手指力量。

(2)可以独立搭高 4 层套杯。

(3)可独立完成倾倒。

(4)可以两指捏并进行投放。

6. 训练计划

(1)抓泡泡:患儿需要上肢上举持续追抓将泡泡抓破,持续上举追逐泡泡可以提高上肢力量、增强耐力、提高患儿的手眼协调。每次 5 ~ 10 分钟。

(2)捏响玩具:患儿需要用手指将玩具捏响,此游戏可以加强对指能力、提高手指力量。每次 5 ~ 10 分钟。

(3)三指捏:让患儿用三指将积木块捏起并投放或进行揪葡萄等活动。提高患儿三指捏的捏取能力。每次 5 ~ 10 分钟。

(4)辅助翻书:选择厚纸壳书,帮助先打开,辅助拇指和四指分开,结合情节完成翻书动作。提高患儿前臂的旋转活动,也为倾倒活动做准备。每次 5 ~ 10 分钟。

(5)套杯:让患儿将套杯搭高,提高患儿上肢稳定性及控制能力,提高手眼协调,并用手指指端将套杯拔开,提高患儿手指指端力量，每次 5 ～ 10 分钟。

### 7. 中期评估

经过 3 个月的训练，患儿 1 岁 8 个月，再次进行 ACTED-Care 精细运动模块评估（图 5-2），首次设定的目标基本实现，由此可见，前期对患儿精细运动问题分析准确，训练方向和训练计划正确。接下来设定新目标调整训练计划。

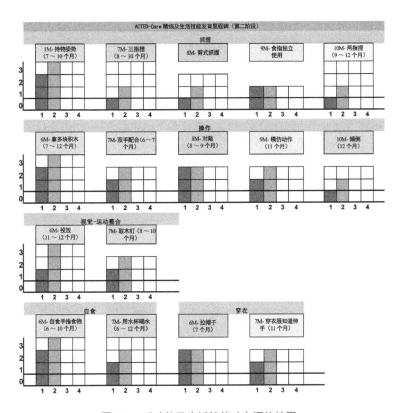

图 5-2　手功能及生活技能动态评估地图

### 8. 调整目标

（1）近期目标：①提高双手配合的能力，可以独立完成钓虫子游戏。②继续加强三指捏、两指捏的捏取能力。③加强手腕的灵活性。④提高积木搭高的能力。⑤握笔涂鸦。

（2）远期目标：①培养握笔、勺子的日常生活能力。②练习串珠子，提高双手配合能力以及手眼协调能力。

9. 训练计划

（1）钓虫子：患儿一手拿钓竿将虫子钓出来，然后用另外一只手将虫子摘下放到碗中。全部钓出后再将虫子放回洞中，左右手交替。主要训练患儿双手配合能力以及上肢稳定性和控制能力。每次 5～10 分钟。

（2）握笔涂鸦：患儿柱状抓握画笔，在画板上进行简单的涂涂点点。主要训练患儿柱状握笔的能力。每次 5～10 分钟。

（3）存钱罐：患儿通过旋转手腕将扣子放到存钱罐中。主要训练患儿手腕的旋转能力及调整性投放的意识，每次 5～10 分钟。

（4）搭高积木：引导患儿用积木盖高楼，提高患儿上肢的稳定性与控制能力。每次 5～10 分钟。

（5）两指捏的活动：患儿用拇食指对捏扣子、棋子等。主要训练患儿两指捏的能力。每次 5～10 分钟。

10. 再次评估

经过 3 个月训练，现患儿 1 岁 11 个月，取得如下进步。

（1）稍辅助下可以将扣子放到存钱罐中。

（2）可以独自完成钓虫子的游戏。

（3）搭高 3 块积木。

（4）可以拇食指对捏扣子。

（5）柱状握笔在纸上涂涂点点。

11. 总结

（1）经过训练，患儿畏难情绪有了明显缓解，可以自己将书打开，稍辅助下可以将扣子放到存钱罐中，可以独自完成钓虫子的游戏，可以搭高 3 块积木，患儿的上肢力量较之前也有了明显的提高，可用两指捏起小玩具。

（2）在患儿训练的过程中，加入游戏性的引导，可以让患儿主动参与到活动中，让训练更高效。

## 疾病介绍

**1. 宫内感染的定义**

宫内感染是指母体内的病原体通过某种方式进入胎儿体内，引起胎儿感染。

**2. 宫内感染的方式**

（1）母体内病原体经生殖道上行，污染羊水，引起胎儿感染。

（2）母体内病原体经胎盘进行血行播散进入到胎儿体内，导致胎儿感染。

（3）母体内病原体引起子宫内膜或附件感染，或原潜伏在子宫内膜、附件的病毒孕期激活，引起胎盘绒毛膜炎，污染胎盘或羊水，导致胎儿感染。

（4）医生绒毛膜取样、宫腔操作也有可能引发宫内感染。

其中病原体经生殖道上行性感染是最常见的途径。

**3. 宫内感染的常见病原体**

临床常见的 TORCH 感染一般指的是弓形虫、风疹病毒、巨细胞病毒、单纯疱疹病毒这 4 种病原体感染，但其他很多病原体包括支原体、沙眼衣原体、梅毒螺旋体、HIV 以及结核分枝杆菌等都可引起类似疾病。

**4. 宫内感染的临床表现**

发生宫内感染时，母体可能会出现发热、心动过速、胎心过速、子宫紧张、有压痛感、羊水异味等临床表现，但并非所有发生宫内感染的孕妇都会表现出明显的临床不适。有文献报道，宫内感染患者中有临床症状的仅占 12.5%。因此仅凭临床表现难以判断是否发生了宫内感染，必须借助细胞因子检测法、白细胞检测法和降钙素原检测等检查方法进行诊断。

5. 宫内感染的并发症

宫内感染可发生于妊娠期各阶段，孕妇出现宫内感染，可导致死胎、流产、早产、胎儿畸形及生长发育受限等。近年来认为50%～80%的早产与绒毛膜炎症有关。有宫内感染的早产儿或新生儿容易出现多器官功能的损伤，比如败血症、脑损伤、肺发育不良、心肌损伤、凝血功能异常、听力丧失等。众多临床研究及动物实验表明，宫内感染是导致早产儿脑损伤的重要原因，其神经发育的不良结局也远高于正常新生儿。刘玉凤等研究结果显示早产儿脑损伤患儿孕母宫内感染率显著高于非脑损伤儿，进一步证实宫内感染早产儿更加容易出现脑损伤。还有研究表明绒毛膜羊膜炎是早产儿脑室周围白质软化（PVL）及脑室周围 - 脑室内出血的独立危险因素，证实了宫内感染和早产儿脑损伤的因果关系。一篇 Meta 分析纳入了2000—2009 年有关脑瘫与宫内感染的 308 篇文献，发现脑瘫与绒毛膜羊膜炎密切相关。预防母胎感染是预防早产儿脑损伤发生的重要措施之一。

## 🗒 鲍秀兰教授点评

精细运动能力不足会影响生活自理能力，早期的手指分离活动和对指活动是后期精细运动的基础，一般 1 岁的宝宝拇食指对捏、指尖捏对指能力基本完善，这个孩子落后的比较多。我们老师在训练前既要考虑孩子认知水平，又要结合 ACTED-Care 评估找出问题，分析问题产生的原因、限制因素，设计适宜的指捏活动、有目的投放、调整类投放等一步步让孩子精细运动不断提升，这里不仅仅需要老师的耐心、爱心，更需要老师及团队缜密的思维、有理有据的训练。

## 参考文献

[1] 邵肖梅，叶鸿瑁，丘小汕. 实用新生儿学. 4版. 北京：人民卫生出版社，2011.

[2] 李丽，王少华. 宫内感染致早产儿多器官功能损伤机制研究进展. 医学综述，2015，21（7）：1232-1234.

[3] 马华兰，王永红，黄中秀，等. 妊娠晚期孕妇发生生殖道 B 族链球菌感染对其妊娠结局影响的分析. 当代医药论丛，2017，15（3）：12-13.

[4] 李冰，尚丽新. 宫内感染的特点及诊治. 人民军医，2018，61（12）：1171-1174.

[5] 李占魁，白瑞苗. 宫内感染与早产儿脑损伤. 中国儿童保健杂志，2016，24（8）：785-787.

[6] ZHAO J, CHEN Y R, XU Y X, et al. Effect of intrauterine infection on brain development and injury. Int J Dev Neurosci，2013，31（7）：543-549.

[7] 刘玉凤，蔡江云，史春，等. 宫内感染与早产儿脑损伤的关系研究. 中华医院感染学杂志，2016，26（13）：3109-3111.

[8] 吕勤. 宫内感染与早产儿脑损伤的研究进展. 现代实用医学，2016，28（11）：1413-1416.

（张鑫红　吴菊英　刘维民）

# 病例 6　语言发育迟缓

 病历摘要

【基本信息】

患儿，男，2 岁，孕 $39^{+5}$ W，顺转剖，G2P1，出生体重 3.6 kg，AGA。羊水粪染，生后无缺氧抢救史，阿氏评分 1 分钟、5 分钟、10 分钟均为 10 分。

13 个月时不会有所指叫爸爸妈妈，不会爬，不能独站、独走。

【查体】

能听从简单语言指令，能用眼神及肢体语言与人交流，主动语言少，词汇量不足 10 个，不会说句子，不会回答简单问题。独走稳，活动自如，运动姿势无异常。

【实验室检查】

（1）头颅 MRI：双侧额颞部蛛网膜下腔稍增宽，双侧侧脑室饱满；脑白质发育符合月龄。

（2）2 岁 DQ：70.3（大运动 82，精细动作 66，适应能力 71，语言 61，社交行为 71）。

【诊断】

语言发育迟缓。

【治疗过程】

针对智力评估中的语言发育里程碑延迟，进行 12 个月的言语认知训练，2 岁 3 个月语言的智龄为 14.5 个月，2 岁 11 个月语言智龄为 25.5 个月，3 岁整体智龄为 36.9 个月，训练效果非常好。

## 病例分析及治疗

【病例特点】

（1）患儿，男，2岁。

（2）足月儿，AGA，羊水粪染，无生后缺氧抢救史。

（3）体检提示：语言发育里程碑延迟。

（4）MRI提示：未见明显异常。

【言语认知训练思路】

采用 ACTED-Care 评估体系中言语认知模块进行全面评估，形成言语认知发育评估地图，依据评估地图分析问题出现的关键节点，然后针对关键节点制订训练计划，训练6个月后再次全面评估，调整训练计划。按"评估-训练-再评估-再训练"的模式，不断优化训练目标和计划，以达到最佳的训练效果。具体早期干预思路如下。

### 1. 兴趣和优势

（1）对大部分玩具能进行机械操作，会在适当的场景下，使用手势语：谢谢、拜拜、我要，等等。能认识少数几个简单常见物品：空调、灯、门、垃圾桶等。

（2）表达：偶尔会发一些声音较小的无意义喉音。

### 2. 问题与挑战

（1）注意力时间短，对视能力弱。

（2）认知理解落后实际年龄。

（3）发声少，无音调变化。

（4）手部触觉敏感，不喜欢别人触摸。

### 3. 问题分析及依据

患儿2岁，依据 ACTED-Care 言语认知评估模块，绘制出言语认知发育地图（图6-1），结合问题分析如下。

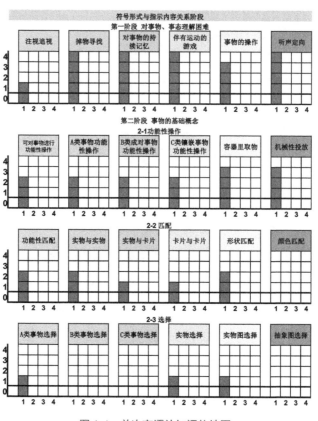

图 6-1　首次言语认知评估地图

（1）注意力时间短，对视能力弱。

原因分析一：在评估地图注视追视处可以看出不能长时间注意的原因是短时的注视水平较低。

原因分析二：整体能力刚刚处于测评的第二阶段，说明患儿自身认知能力与实际年龄水平相差较多，不理解内容，听不懂，因此没兴趣看很久。

原因分析三：本身家庭代养方式不良，总是打断患儿注意力，以及患儿先天视觉发育不良、注意力缺陷，导致注意时间短暂。

因此选择患儿喜欢的声光玩具练习注视追视，家中多注意维持吸引其注意，课上独立上课建立师生感情，会有利于提高注意力，提高对视能力，提高配合度。

（2）认知理解落后实际年龄。

认知理解能力弱，依据发育地图可以看到：第二阶段中仅能进行事物功能性操作，但是进一步的对物品的匹配及选择意识不足，说明现阶段的匹配能力弱，词汇量较少，从而导致了认知理解能力弱。因此应大量匹配选择，加强词汇量训练，这有助于理解能力提升。

（3）语言方面发声少，音调小。

通过观察发现，患儿现阶段的认知水平偏低，又因为父母工作较忙，所以家庭代养互动少，没有及时建立语言环境，从而导致患儿还不会正确发声、仍无主动表达欲望。因此多激发发音动机，增强发音模仿能力有助于提高发音说话能力。

（4）手部触觉敏感，不愿被别人触摸。

触摸后立即防御性回缩，此种情况是其感觉调节障碍导致的，因此需要进行触觉训练来实现触觉脱敏以敢于被触摸。

**4. 近期目标**

（1）能够独立的上课。

（2）增强注视时间8秒。

（3）能够匹配完全一样的物品及图片。

（4）能够学习指认常见物品。

（5）能够模仿发音。

（6）能够进行手部脱敏，接受别人触摸。

**5. 远期目标**

（1）能够维持注意更久。

（2）能够正确指认及选择。

（3）能够主动发音。

（4）消除手敏感。

**6. 训练计划**

（1）独立上课：建立患儿的独立学习及配合能力。课堂上训练师尝试让患儿从妈妈的身上，到站在桌子前，再挪到矫正椅子上。让妈妈从坐在患儿身侧→挪到患儿身后→门口→门外。每天每次尝试10～20分钟。

（2）增加课堂上的眼神对视和注意力：在给予患儿玩具互动时，选择患儿感兴趣的玩具（最好是带声音的），先将玩具放到眉心处，让患儿通过玩具看人脸或眼睛（表情稍夸张，增加患儿对人脸的兴趣），再将物品在前后左右等多个方位移动，或旋转，或掉落，以引起他的关注或伸手抓物的动作，多做几个回合，增加眼神对视及注意力的时间。

（3）能够匹配完全一样的物品及图片：实物与实物匹配→实物与图片匹配→卡片与卡片匹配→形状匹配→颜色匹配。

（4）能指认常见物品：示范用手指指常见物品（灯、空调、花盆、柜子、垃圾桶等），引导患儿跟随手势，逐渐过渡到模仿指物品的手势，再实现独立指认后增加指认物品的数量。

（5）能够模仿发音：①叫名字应答"哎"：教会家长在家中跟患儿互动时，都要先叫患儿的名字，增加患儿对名字的理解，待患儿抬头看时示范应答"哎"或"嗯"，让患儿模仿发长音"哎～"。②能有音调变化：家长跟患儿日常互动时，有意识地让患儿大点声喊出来，增加患儿的自信心。从最简单的音节开始"啊～玩～"。③主动模仿说出简单的单字：准备多张名词图片，用叠词说出事物名词，让患儿跟着仿说即可。比如拿出苹果图片，指着自己的嘴巴说"苹果""果果"让患儿模仿口型。

（6）手部脱敏训练：运用不同质地的物品，如丝绸布、砂纸、刷子、积木块，增加手心的触感；或进行抓痒痒、蚂蚁上树等互动游戏促进患儿的手部及上肢的脱敏。

## 7. 中期评估

经过6个月的学习，患儿以下能力明显提高，说明之前的问题分析和针对性训练非常有效。表现如下。

①能独立进行课堂游戏；

②患儿手部的敏感度基本改善；

③眼神及注意力持续时间延长；

④父母的情绪控制也有了很大的改善，能配合老师在家中进行简单训练；

⑤能主动表达简单的单词：拿、玩、要、哎；

⑥能指认的常见物品超过 150 个；

⑦匹配选择阶段内容全通过。

中期进行 ACTED-Care 评估，评估分析如下。

①交流态度：与人眼神对视时间较之前长了很多，可达 8 秒，可以耐心听妈妈发出的指令，并做出些许的反应，在与妈妈互动中能保持良好的学习态度，配合度有所提高。视觉搜索范围较窄，小范围训练良好，大范围较差，尤其在公共场所下注意力不集中，需要妈妈更多语言提示才可完成。

②语言理解：目前能完成图片选择，名词图片选择 1/20+；动词图片选择 1/10+。患儿现阶段对颜色、数字、大小都可以稳定选对。大小＋事物、颜色＋事物的指认需要进一步的强化及稳定。患儿现阶段能较稳定做出一步指令（下来，戴眼镜，开门，关门，梳头发，拿橘子，扔垃圾，拿笔画画），但两步指令仍需继续巩固训练。

③语言表达：能主动命名图片，如水果、动物、交通工具、蔬菜名称。能说出数字 1 ～ 10。颜色可表达红、黄、蓝、绿、粉、黑、白。可仿说颜色＋事物的两词句：红色的汽车，黄色的狗，但发音不清楚。说 5 个字以上的短句子时会丢字，需要进一步巩固强化。跟别的小朋友不能主动互动交流，较害羞、胆小，可以跟熟悉的人（老师）顺畅地进行简短的交流。

8. 调整目标

（1）近期目标：①能够与他人对视时间延长至 15 秒以上。②能够延长游戏中注意力的时间。③能够等待并学习与他人日常生活中简单问答交流互动。④能够主动在公共场所进行社交活动。

（2）远期目标：①能够扩展词汇量，并熟练运用于生活中。②能够尝试与他人进行简单游戏。

9. 训练计划

（1）注意力的延长训练：快速连续的动作模仿，如拍肚子、跺脚、拍腿等，训练患儿延长注意力的能力。

（2）学习等待：在患儿想要玩具时，先数 10 个数让患儿等一等或连续做多个手势动作延长患儿的耐心。

（3）进行简单问答交流：看故事书的时候，跟患儿进行简单的交流，提简单问题让患儿回答。如可以问："小猫吃什么？小猫怎么叫？谁带你来的？"患儿答："吃鱼！喵喵！妈妈！"

（4）扩展词汇量超过 300 个以上：通过看书继续增加患儿各类词汇量，将新学会的词汇应用在生活中。生活中随学随问随记忆。

（5）参加小组课，做简单游戏：选 2 个各方面能力相似的小朋友一起进行游戏，互相模仿，让他们互相观察，互相学习，互相进步。

（6）在公共场所进行社交活动：多带患儿户外活动，让其接触更多小朋友，锻炼自信心，主动与他人进行简短交谈。

10. 再次评估

经过 4 个月训练，对患儿再次进行言语认知评估（图 6-2），可见多方面明显进步，具体总结如下。

（1）与人眼神对视时间较之前长，可达 5 ～ 10 分钟，上课时可做三步动作指令，执行速度超快，已能够耐心等待，有较好的规矩性。从最早的不和家人互动，到主动与家人和其他熟悉的人游戏。

（2）语言理解：5 ～ 1 阶段；主动语态。①能稳定指认大小 +

颜色＋事物。②上下、左右、前后等方位名词可稳定指认，各种场所、常见职业人物均能分清楚。

（3）患儿逻辑思维方面仍需提高。

（4）手部操作拼图的能力稍弱，需要进步巩固，虽然患儿还是胆小但是可以主动地拉小朋友手。

（5）语言表达：①能主动命名名词图片中水果、动物、交通工具、蔬菜名称，并说清楚它们的用途、味道。②能主动准确说出大小＋颜色＋物体：如大红车、小黄鱼，但发音不清楚。可以稳定说5个字以上的短句子，说得有点快，声音较小，需要训练气息。③跟别的小朋友进行简短互动交流（别人问他答的形式），可以跟熟悉的人（老师）顺畅地进行2～3个回合的交流。

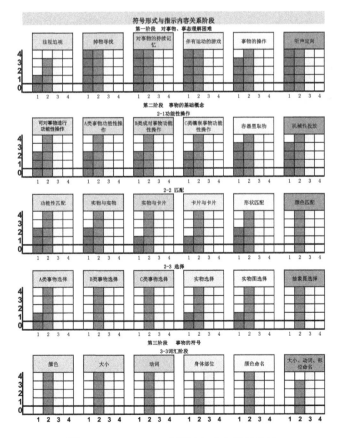

图 6-2　ACTED-Care 言语认知动态评估地图

**11. 调整目标**

（1）近期目标：①能主动并清晰地与他人进行简单五字短句交流。②能够主动表达（抢答）一些简单问题。

（2）远期目标：能够进入正常生活。

**12. 调整训练计划**

（1）与他人进行交流。

1～3个回合：一问一答，从简单问题到困难问题，维持1～3个回合。

（2）提高语言的理解能力。①词汇量扩展到500个以上。②逻辑思维的横向扩展。③提升短时记忆和记忆的跨度。

（3）增加语言的表达。①进行小组课上的互相提问游戏。②能够命名图片内容，将几个简单的单词组成短句子。③能够与其他小朋友进行简单对话。

（4）家庭训练。

由于家庭原因妈妈带患儿回老家，中途定期进行语言指导，将计划内容讲解给家长，让其回家完成，所以训练模式由以前的机构康复，延续为以家庭为中心的教育模式。断断续续训练到3岁，智力测试显示已超过实际心智年龄，完美毕业进入幼儿园。

**13. 总结**

（1）患儿的飞速成长与老师合理设定目标、家长生活化的执行、共同的反思及改进是密不可分的。

（2）任何患儿做早期促进都会有变化，变化的快慢、变化的大小与家长是否学会科学训练有很大关系，家长每天在家里巩固复习目标项目，才能更好地把所学内容迁移和泛化，最终收获事半功倍的效果。

（3）家长对患儿能力要有合理的定位，不高估也不低估，促进中保持积极心态，尽量不忧郁悲观，坚持不懈，才能有更多奇迹的出现。

## 疾病介绍

### 1. 语言发育迟缓概述

儿童语言发育迟缓是指各种原因引起的儿童口头表达能力、语言理解能力比同龄儿童发育水平低下，是幼儿期常见的发育问题。语言发育迟缓的影响因素包括听力障碍、构音障碍、智力低下、中枢神经系统疾病、语言发育环境不良等。语言发育迟缓会影响儿童的社会交往能力以及身心健康。早期行之有效的干预方法可很大程度上降低儿童语言发育迟缓的不良影响，改善预后。

### 2. 语言发育迟缓的预后研究

语言测试得分到学龄前或学龄期通常能达正常范围。1989 年 J Fischel 等率先对 22 名 24 ～ 38 个月龄的确诊为特异性语言表达落后患儿的预后进行研究。发现受试者的表达性单词图片词汇测验（expressive one-word picture vocabulary test，EOWPVT）得分低于 65 分，落后于实际年龄 2.33 SD 以下。5 个月后，再进行 EOWPVT 测试，得分＜ 70 分为无改善，70 ～ 84 为轻度改善，＞ 85 为正常，结果发现 35% 的表达落后患儿得分达正常范围。3 岁半时 88% 的得分在 85 以上，到 5 岁半时 95% 的得分在 85 分以上。

### 3. 语言发育迟缓的干预与否

澳大利亚一项针对 200 个 4 岁的语言发育迟缓儿童为期 1 年的随机对照实验表明，采取基于家庭一对一的语言干预，到 5 岁时，与对照组相比，实验组语言认知技巧及字母认知得到改善。J Law 等针对语言发育迟缓患儿干预措施的 Meta 分析结果也证实，干预对词汇及整个语音学发展的改善是有效的。除了语言相关的进步，干预还可改善患儿的社交技巧、增加自信心，并缓解父母的压力，使父母对患儿的态度更积极，有利于患儿语言进步。

#### 4. 语言发育迟缓的干预时机

语言发育迟缓的一系列不良结果加上父母的困扰、患儿的挫败感，使得早期干预模式得以发展。所谓早期干预，是指对刚出生至2岁的婴幼儿给予指导帮助，包括在游戏、哺乳、口腔功能训练及其他技能训练中予以声音、语言刺激。如带有夸张的面部表情对受试者大声说话，对其需要声音积极回应等。

#### 5. 父母的态度及行为

由于词语爆炸期在16～18个月，此时儿童的平均词汇量从7个猛增至40个，在这个年龄段，正常发育儿童与语言发育迟缓儿童在词汇量上出现明显差异，所以家长一般在儿童1岁半以后发现孩子语言落后于同龄儿。家长在发现子女有语言问题时常采取等待的态度，错过了最佳干预时机，研究表明，这种等待的态度对语言发育迟缓的儿童是有害的。

虽然语言发育迟缓有一定的自然恢复比例，但至少有50%不能自愈，这部分儿童往往语言发育迟缓程度严重。而且 J Law 等研究表明，由经过培训的父母对患儿干预，效果与专业治疗师的无统计学差异。如果家长因为对语言发育迟缓的诊断怀疑、急于寻找病因，而不积极干预，将直接影响患儿语言发育的进程。

大多数语言发育迟缓儿童在学龄前和学龄期语言测试得分可能正常，但在语音、语法、语义、语用、词汇、句子长度、语气变化、阅读能力各方面仍明显落后于正常儿童。其预后与初诊时语言测试结果、语言发育迟缓持续时间、是否合并其他表现、干预与否、干预时机、父母的态度及行为密切相关。了解语言发育迟缓患儿的预后及影响因素，有利于临床医务工作者深刻认识语言发育迟缓的危害和早期干预的重要性，为改善语言发育迟缓患儿语言交流能力、提高其学习能力和社会适应能力做出应有的努力。

## 鲍秀兰教授点评

　　此案例中我们惊喜地看到落后一年半的宝宝，通过早期促进，经过一年时间心智追赶并超过实际年龄，完美过渡到正常幼儿园学习。整个训练过程遵循机构训练和家庭相结合的模式进行，通过坚持不懈，最终正常化。进一步证明了 0 ～ 3 岁是宝宝发育的黄金期，也是投资回报率最高的时期，如果宝宝出现落后，应给予积极早期干预，避免等待而影响语言发育进程。

### 参考文献

[1]　章依文，金星明，沈晓明，等 . 2 ～ 3 岁儿童语言发育迟缓筛查标准的建立 . 中国儿童保健杂志，2003，11（5）：308-310.

[2]　杜文威，程茜 . 儿童语言发育迟缓预后及影响因素的研究进展 . 中国儿童保健杂志，2015，23（10）：1060-1062.

（宋晓娟　李建颖　吴菊英　刘维民）

# 病例 7　中度全面发育迟缓合并先天性马蹄内翻足

## 病历摘要

【基本信息】

患儿，男，16个月，孕 40$^{+6}$W，G2P1，剖宫产，出生体重 4.05 kg，AGA，无缺氧抢救史。羊水少，母亲生育年龄 36 岁。

【查体】

视听反应灵敏。拉坐竖头稳，翻身协调，独坐稳，坐位平衡未建立。俯卧抬头 90°，内收肌角 150°，腘窝角 150°，足背屈角 70°，腱反射可引出。

【实验室检查】

（1）基因检查：正常。

（2）血尿代谢：正常。

（3）染色体：正常。

（4）头颅 MRI：脑室后角旁白质异常信号。

（5）智力评估：适应性 41，大运动 33，精细动作 37，语言 41，个人社交 37。

【诊断】

中度全面发育迟缓合并先天性马蹄内翻足。

【治疗过程】

针对智力评估中的运动发育里程碑延迟，经过 8 个月的早期运动训练，取得明显效果。

## 病例分析及治疗

【病例特点】

（1）患儿，男，16个月。

（2）足月，孕产史无异常，母亲生育年龄36岁。

（3）全面发育落后。

（4）先天性双足内翻。

（5）基因及遗传代谢检查未见明显异常。

（6）头颅MRI：脑室后角旁白质异常信号。

【运动训练思路】

采用ACTED-Care评估体系中大运动评估模块进行全面评估，形成运动发育评估地图，依据评估地图分析问题出现的关键节点，然后针对关键节点制订训练计划，训练4个月后再次全面评估，调整训练计划。按"评估 – 训练 – 再评估 – 再训练"的模式，不断优化训练目标和计划，以达到最佳的训练效果。具体训练思路如下。

1. 兴趣和优势

（1）俯卧位下手支撑。

（2）伴躯干旋转的从俯卧位翻转至仰卧位。

（3）伴躯干旋转的从仰卧位翻转至俯卧位。

（4）性格较腼腆，训练过程中较为配合。

（5）训练过程中，家长积极参加患儿的训练。

2. 问题与挑战

（1）坐位时容易倒。

（2）不能完成腹爬。

（3）不能独自手膝位支撑和手膝爬行。

（4）不能独自站立和行走。

（5）双足先天性内翻。

### 3. 问题分析及依据

患儿 1 岁 4 个月，依据 ACTED-Care 大运动评估模块，绘制出运动发育地图（图 7-1），结合问题分析如下。

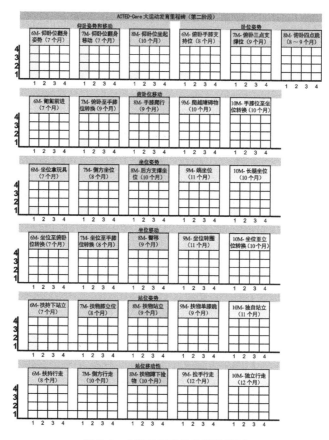

图 7-1　大运动发育首次评估地图

（1）坐位容易倒：评估地图看出患儿坐位平衡未建立，原因为躯干的肌肉力量较弱、控制能力差、躯干周围肌肉力量不能协调使用。

（2）不能腹爬。

原因分析一：依据 ACTED-Care 评估，患儿躯干抗重力伸展能力不足，腹部力量弱，重心不能左右转移，上肢虽然能肘支撑，但不能正确使用肘关节负重，向前爬行不能。

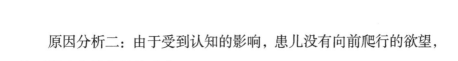

原因分析二：由于受到认知的影响，患儿没有向前爬行的欲望，从而影响向前爬行的进度。

（3）不能手膝支撑和爬行：原因为患儿上肢和下肢的力量较弱，负重较少，手膝负重时不能支撑自己的身体，故不能手膝支撑且维持较长时间，更不能向前爬行。

（4）不能独站独走：依据ACTED-Care评估，手膝支撑及爬行、下肢的负重皆不能完成，故不能独自站立和行走。

（5）由于患儿患有先天性马蹄内翻足，双脚内翻、内旋，前足内收、足高弓，故在扶站时足部的对线发生改变，依据生物力学原理，可以适配合适的矫形器，对足部距骨负重加压，给予被动拉长，可能会缓解先天性马蹄内翻足。

**4. 近期目标**

（1）建立坐位平衡一级。

（2）独自手膝支撑。

（3）手膝爬行。

**5. 远期目标**

独自站立、独自行走。

**6. 训练计划**

（1）坐位平衡训练：患儿取坐位于平地上，治疗师或家长坐在患儿后方扶住患儿的两侧骨盆，使患儿腰背保持伸展，左右侧够玩具，促进躯干的伸展及控制。

（2）手膝位支撑：患儿俯卧位，治疗师或家长坐在患儿的后方辅助患儿双手和双膝负重，患儿的双手手掌打开撑在前方的垫子上，双手之间的距离与肩同宽，双膝分开的距离于骨盆同宽。治疗师或家长的双手可以扶住患儿两侧肘关节的位置，同时治疗师或家长的双下肢可辅助患儿的双膝维持负重，并且使患儿下肢维持屈髋、屈膝的体位，进行姿势维持。

（3）跪立位训练：在地垫上，患儿取双膝跪立位于茶几或是沙发边缘，两膝之间距离与骨盆同宽，髋关节充分伸展，以此进行双膝跪立位的维持。

（4）端坐位训练：取一个高度与患儿小腿高度等高的小凳子，患儿坐在凳子上，屈髋、屈膝90°，双脚着地，双脚和双膝与骨盆同宽。在患儿前方放一个50 cm的玩具桌，让患儿上肢伸直去玩，以此进行端坐位维持。维持过程中要注意多提醒患儿躯干尽可能保持直立位，每次维持5～10分钟。

（5）蹲位训练：患儿取双足负重蹲在地垫上，两脚与骨盆同宽，足底全脚掌伸展接触地面。治疗师或家长坐在患儿的身后，双手同时扶住患儿的双膝与骨盆的位置，以此来让患儿进行蹲位的维持，并给予足弓处负重牵拉。

（6）四爬训练：在地垫上，患儿取俯卧位下双手和双膝负重，双手支撑位置分别在两侧肩膀垂直下方，双膝支撑位置分别在骨盆两侧垂直下方，治疗师或家长扶住患儿骨盆两侧，拿玩具引导患儿一侧上肢向前伸展够物，接着引导对侧下肢向前屈髋、屈膝，双侧上下肢交替向前爬行。

### 7. 中期评估

经过4个月训练，患儿1岁8个月，有以下进步。

（1）仰卧位转换至坐位。

（2）四点位转换至坐位。

（3）手膝位转换至双膝跪立位。

（4）扶物维持跪立位。

（5）达端坐位平衡二级。

### 8. 调整目标

（1）建立端坐位平衡三级。

（2）独自扶物站立。

（3）独自站立。

（4）步行训练。

（5）坐位至立位转换。

### 9. 训练计划

（1）勾脚训练：端坐位，在脚上方 5 cm 的地方放一个玩具，让患儿去踢。

（2）核心控制训练：让患儿的双下肢放在高 15 cm 的平台上，可拿一玩具从患儿臀部下面横穿过去，引导患儿把臀部抬起来。

（3）手膝支撑位站起训练：患儿手膝支撑位，在上方放一个玩具，引导患儿抬起一只脚，接着抬起另一只脚呈四点站立位（双手和双脚负重），引导患儿重心向后移动，释放双手，让患儿站起够玩具。

（4）跪位行走练习：在地垫上，患儿取双膝跪立位，两膝之间距离与骨盆同宽，治疗师或家长可以在患儿的身后扶住患儿两侧骨盆的位置，待患儿双膝跪立位维持稳定之后，引导患儿的左右两侧下肢交替向前迈腿，重复此动作。

（5）步行控制训练：在患儿前方 2 m 处，放患儿喜欢的玩具，让患儿向前走到玩具旁停下，捡起玩具。反复练习，训练患儿行走控制能力。

（6）跪立位转换站立位练习：首先患儿在地垫上取双膝跪立位，双腿分开的距离与骨盆同宽。治疗师或家长坐在患儿的后方，先用桌面上的玩具引起患儿的注意，引导患儿慢慢站起，在患儿站起的整个过程中，治疗师或家长可以一手扶住患儿的一侧骨盆，一手扶住患儿另一侧下肢的膝关节，控制着患儿的膝关节让其站起。

（7）手膝位转换至站立位练习：在地垫上，首先让患儿面对着墙取手膝位支撑的体位，治疗师或家长可以在患儿的后方，然后利用墙上的挂图或小贴画来引导患儿向高处够物并且站起，以此来完

71

成由手膝位－跪立位－站立位的体位转换动作练习。

（8）端坐位转换至站立位练习：患儿坐在凳子上，两脚尖和两膝盖的方向朝前，双足的足底平放于地面上，两腿分开的距离与骨盆同宽。在患儿前方放一个高点儿的小桌子，以此进行端坐位维持，然后拿前方桌面上的玩具引导患儿扶前方桌子站起。

10. 再次评估

经过 4 个月训练，患儿 2 岁，再次进行 ACTED-Care 大运动模块评估，具体见图 7-2，可见运动能力明显提高，具体总结如下。

（1）患儿肌力增高。

（2）可以独自行走。

（3）独自扶栏上下楼梯。

（4）独自蹲下起立。

（5）躯干控制较好，行走过程中躯干晃动减少。

（6）行走中可自由弯腰捡物，并且维持躯干稳定。

11. 总结

（1）四肢力量增强，躯干控制能力提高，骨盆控制稳定，促使患儿进一步完成低体位至高体位的体位转换，具备了从手膝位转换至站立位以及蹲起的能力，后期可站立位行走、扶物上下楼梯；由于患儿存在先天性双足内翻，所以前期步行过程中的稳定性欠缺，根据实践训练，后期给患儿配穿了矫正鞋，患儿的稳定性较前期有明显改善。

（2）在患儿训练的过程中，加入游戏性的引导，可以让患儿主动参与到活动中，获得高效的训练效果。

（3）从患儿的进步可以看出，前期制订的方案，可以解决患儿的主要障碍，让患儿取得理想型的进步。

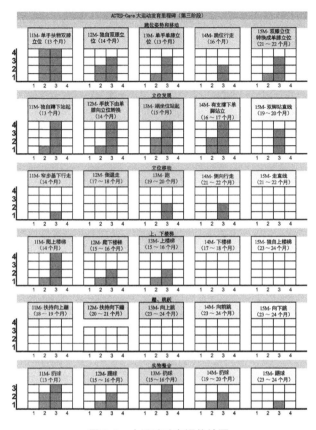

图 7-2 大运动动态评估地图

## 疾病介绍

### 1. 足部畸形概述

足畸形是指足部形态或结构的异常，在小儿脑瘫或者运动发育落后中十分常见，足部畸形主要包括踝、后足、足跟、中足、前足四个部分的异常，表现为马蹄足、空凹足、足内翻、足外翻、弓形足、扁平足、足内收、足外展。比较常见的是马蹄足、足内翻、足外翻。

### 2. 马蹄足概述

马蹄足是由于踝背屈的肌力较小腿三头肌的肌力弱而产生足下垂畸形，导致的足部跖屈、不能完全背屈。当踝关节处于跖屈 10°

73

或者 > 10° 位时，其动力学和运动学可显著改变。早期的马蹄足畸形为动力性畸形，适于佩戴矫形器和采取拉伸的方法矫正。

### 3. 先天性马蹄内翻足

先天性马蹄内翻足是目前儿童骨科领域最常见的先天性四肢畸形，发病率为 0.1% ～ 0.4%，由足下垂、内翻、内收三个主要畸形综合而成，以后足马蹄足、内翻、内旋，前足内收、内翻、高弓为主要表现。男性发病较多，可为单侧发病，也可为双侧。畸形明显，一出生就能发现，因此被疏忽的病例较少见，多能及早治疗，效果也较好。目前轻度、可屈曲畸形的矫正可使用矫形器，若畸形不断进展，则需要采取手术治疗。

### 4. 足外翻

足外翻是指足外侧缘提高，内侧缘降低，足底朝外的运动，是婴幼儿运动发育常见的障碍之一，严重时影响患儿的姿势和运动功能。导致足外翻的原因从解剖学的角度来讲，是足外翻肌肌力过高，而足内翻肌肌力过弱。从生长发育学和生物力学的角度讲，造成足外翻的原因很复杂，特别是当患儿开始直立、负重时，踝足的功能发育受到膝、髋、躯干的影响，会加剧足外翻的形成。如果患儿只是轻度、早期的足外翻，柔韧性较好，可应用足部辅具即足部矫形器等保守治疗的方式进行矫正。对于轻度或者中度患儿，可佩戴壳式的足弓托促进足部发育，预防畸形，增强步行能力。佩戴踝足矫形器可以让患儿的双足处于正常位置，纠正畸形。

### 📋 鲍秀兰教授点评

本案例对中度全面发育迟缓的患儿，遵循儿童生长发育规律，采用引导式方法，让患儿主动参与到训练中，更大效率提高患儿的进步速度。合适的矫形鞋垫的介入对先天性马蹄内翻足的足部结构有硬性纠正和改善，可使患儿脚部力线处于功能位，对足内翻有一定的改善作用，从而促进患儿行走稳定性。

### 参考文献

[1]  郭悦，李剑，张海涛，等.矫形鞋垫用于改善小儿脑瘫足部畸形的研究现状.足踝外科电子杂志，2020，7（1）：6-11.

[2]  王靖.规范化康复治疗方式对小儿脑性瘫痪足外翻的康复情况.世界最新医学信息文摘，2019，19（24）：95.

[3]  徐梅，吴建贤.小儿脑性瘫痪足外翻的康复进展.中国康复医学杂志，2008，23（9）：854-856.

（王珍  吴菊英  刘维民）

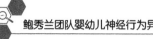
# 病例 8 运动发育迟缓

## 病历摘要

### 【基本信息】

患儿，男，7个月，孕 $39^{+6}$ W，G3P3，出生体重 3.2 kg，AGA，顺产，孕产史无异常，阿氏评分不详，无家族遗传史。母亲生育年龄 44 岁。

### 【查体】

神清，情绪异常，颅型正常。全身肌肉较松弛，肌力 4 级，肌容积尚可，直立位举起时躯干下垂，拉坐躯干完全前屈，扶站时下肢过伸，膝腱反射可引出。不能独坐，不会爬。认生。肌张力检查未见异常。

### 【实验室检查】

（1）血串联质谱：未见异常。

（2）6+ 月 DQ：76（大运动 45，精细动作 76，适应能力 91，语言 83，社交行为 83）。

### 【诊断】

运动发育迟缓。

### 【治疗过程】

针对智力评估中的运动发育里程碑延迟，经过 8 个月的大运动训练，取得明显效果。

## 病例分析及治疗

**【病例特点】**

（1）患儿，男，7个月。

（2）足月儿，AGA，孕产史无异常，无家族遗传史，母亲生育年龄44岁。

（3）肌张力检查无异常。

（4）运动发育里程碑延迟。

**【运动训练思路】**

采用ACTED-Care评估体系中大运动评估模块进行全面评估，形成运动发育评估地图，依据评估地图分析问题出现的关键节点，然后针对关键节点制订训练计划，训练3个月后再次全面评估，调整训练计划。按"评估-训练-再评估-再训练"的模式，不断优化训练目标和计划，以达到最佳的训练效果。具体训练思路如下。

**1. 兴趣和优势**

认知较好。

**2. 问题与挑战**

（1）头控差，不能左右连续追视玩具。

（2）不能翻身。

（3）不能肘支撑和手支撑。

（4）不能坐。

**3. 问题分析及依据**

患儿7个月，依据ACTED-Care大运动评估模块，绘制出运动发育地图（图8-1），结合问题分析如下。

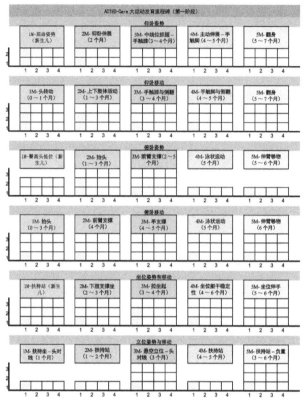

图 8-1　首次大运动发育评估地图

（1）依据 ACTED-Care 评估，仰卧位时，患儿追视能力差，分析原因为颈部力量较弱，且没有得到合理的锻炼机会，导致患儿不能连续追视玩具，若提高患儿颈部周围肌群的力量，提升头部屈曲能力，连续追视玩具的能力会大大提高，头部控制会越来越好。

（2）依据 ACTED-Care 评估，俯卧位时，抬头时间较短，且不能抬头 90°，分析原因为患儿肘关节没有达到一定时间的负重，致不能肘支撑。如提高抬头能力，头部控制能力会得到提升，肘支撑时间就会延长，脊柱抗重力伸展就会提高。

（3）依据 ACTED-Care 评估，由于肘支撑不能，患儿不能通过肘关节用力，患儿腹部力量较弱，不能带动身体向一侧旋转，若提高肘支撑及腹部力量，患儿可出现翻身的动作。

（4）依据 ACTED-Care 评估，不能独坐，分析原因为患儿抗重力伸展能力不足，仰卧位时，双下肢活动少，腹部力量弱，致患儿不能较好的控制躯干，因此不能独坐，若提高患儿腹部力量及背部抗重力肌群的力量，躯干控制能力会显著提高，有利于患儿坐位的维持。

**4. 近期目标**

（1）头部稳定性训练。

（2）肘支撑训练。

（3）上肢中线位引导。

（4）独自翻身。

（5）坐位训练。

**5. 远期目标**

（1）独坐。

（2）手膝爬行。

（3）独站独走。

**6. 训练计划**

（1）头部控制训练：患儿趴在床面上，家长固定患儿的肘关节支撑，拿有声的玩具引导患儿左右移动、上下移动头部。也可以让患儿趴在斜面上或大球上。

（2）拉坐控头：患儿仰卧位，在患儿膝盖下固定毛巾卷，家长用腿固定患儿的下肢，双手拉住患儿的手，让患儿主动屈头，拉起患儿。

（3）双手主动抓物：拿直径 15～20 cm 的球或玩具在患儿上方，用球触碰患儿手，让患儿主动抬手抓球。

（4）引导翻身训练：患儿仰卧位，在患儿一侧放一个玩具吸引患儿，家长帮助患儿一侧下肢屈曲，并向对侧旋转，带动躯干翻向一侧，引导上肢够物，并达到翻身。

（5）肘、手支撑训练：患儿趴在床上或地垫上，双肘关节放在肩关节的下方负重，用玩具引导患儿抬头并左右上下移动头部，也可以促进躯干的伸展。如果患儿能力可以，可逐渐向手支撑过渡，训练手支撑。

（6）前庭系统训练：可准备一个大笼球，让患儿躺在球上或者趴在球上，轻轻地有节律地旋转患儿和大球，可训练患儿的前庭系统，注意在训练的过程中，保护好患儿的完全。

（7）坐位训练：患儿坐在地垫上，双腿分开，治疗师或家长在其身后坐位，辅助患儿的双手支撑在患儿双腿内侧地面上，让患儿手支撑坐位，拿一个患儿喜欢的玩具，引导患儿逐渐抬起手，引导独自坐位。

### 7. 中期评估

训练3个月的时间，患儿10个月，再次进行 ACTED-Care 评估，有以下进步。

（1）能独坐（2分钟），坐位平衡二级。

（2）辅助下手支撑坐起。

（3）出现腹爬，偶尔出现四点支撑且爬行三步。

（4）能主动表达自己的情绪。

### 8. 调整目标

（1）独坐平衡训练（双手拿物保持平衡、在平衡板上扭腰拿物）。

（2）体位转换训练（仰卧起坐、坐位转换到俯卧位）。

（3）手膝爬行训练。

（4）手膝支撑和立位之间的转换。

（5）扶站的训练。

### 9. 训练计划

（1）坐位平衡训练：患儿独坐维持平衡，家长向左或向右小幅度交替推患儿，使患儿自己维持平衡。

（2）体位转换训练：患儿躺在床面上，家长固定患儿的下肢，让患儿手支撑坐起。

（3）患儿坐位，在患儿的左侧或右侧放上毛绒玩具，让患儿手支撑慢慢趴下去。

（4）手膝爬行训练：家里把沙发垫子做成15°的坡度，让患儿从15°的高坡上爬下来。引导患儿向手膝支撑位转换。

（5）患儿手膝位和立位之间的转换：患儿手膝支撑位，在沙发上放一个患儿喜欢的玩具，引导患儿一侧上肢抬起够玩具，后引导另一侧上肢抬起，把玩具拿稍远一点，让患儿借助自己的上肢、双下肢负重站起，并维持扶物站立位。

10. 再次评估

训练6个月的时间，患儿13个月，进步情况如下。

（1）能手膝爬行。

（2）可爬越障碍物。

（3）可扶物站起。

（4）可扶床边左右移动2 m。

（5）偶尔出现独站5秒。

11. 训练方案调整

（1）腹部力量训练：仰卧起坐训练，让患儿躺在地垫上，引导患儿用腹部力量坐起。

（2）搭桥训练：让患儿躺在地垫上，双脚踩在地垫上，引导患儿把屁股抬起，在抬起的过程中，尽量延长抬起维持的时间。

（3）扶物站起：在患儿前方放置高度到患儿胸部的垫子，引导患儿进行从四点爬行到扶着垫子站起的训练。

（4）下肢力量的训练：患儿骑坐在治疗师的腿上，在患儿前方放置玩具桌，引导患儿扶着玩具桌站起（在站起的过程中，一定要控制住患儿双腿的姿势）。

（5）巩固侧方行走：可在沙发一侧放一个患儿喜欢的玩具，引导患儿向一侧行走，去够玩具，让患儿扶着沙发左右侧走，并尝试让患儿转身扶茶几行走。

（6）独站训练：治疗师和患儿同时拿一个球，趁患儿站立较好的时候，治疗师慢慢抽离双手，引导患儿独自站立。

（7）迈步训练：让患儿靠墙站立，引导患儿向前拿玩具，促进患儿向前迈步。或让患儿手抓治疗师或家长一个小拇指，治疗师或家长随患儿的手动，不给予其支持，让患儿自己控制，引导其向前行走。

12. **末次评估**

训练 8 个月时，患儿 15 个月，按 ACTED-Care 评估，总结如下。（图 8-2）

（1）可以独站。

（2）坐在凳子上能独立起身行走。

（3）在平地上独立行走 10 m 以上。

（4）可以从蹲位独自站起。

13. **总结**

（1）大运动发育落后的患儿，只要在接触的过程中，眼神灵活、认知好，治疗师多以患儿的兴趣为引导，让患儿主动配合的同时加大运动量，训练效果是比较明显的。

（2）在患儿训练的过程中，加大家庭训练力度，让家长主动配合地参与到训练中，会很大的提高训练质量，更快地达到训练目标。

（3）以上患儿的进步情况可以证明，患儿的力量弱是患儿进步的最大阻力，给患儿设定符合主要问题的方案后，问题得以解决。

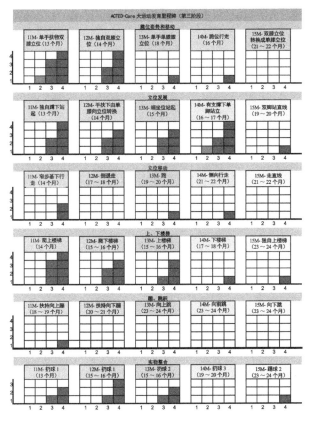

图 8-2　大运动动态发育评估地图

## 疾病介绍

### 1. 运动发育迟缓概述

运动发育迟缓又称精神运动发育迟缓。常用来描述运动或智力技能落后，达不到正常发育里程碑所要求的内容，发病率为 6%～8%，可合并语言、认知与社会等其他领域的发育滞后。

### 2. 运动发育迟缓的早期识别

运动发育迟缓常于婴儿期出现，表现为运动发育落后于正常婴儿，如 3 个月了头竖不起来，6 个月了仍不能翻身，不会用手抓物品，此时期运动发育迟缓的预后可以是正常的，但这些症状更多是脑瘫、

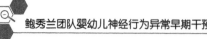

运动和智力低下等疾病的早期表现，3个月不能俯卧位抬头、6个月不能翻身和扶坐、8个月不会独坐、12个月不会扶栏站立、18个月不会独走是粗大运动发育迟缓的警示性指标。而3个月不追视、6个月不够物、8个月不会倒手、12个月不会捏取是精细运动发育迟缓的警示性指标。

在判断婴幼儿生长发育缓慢过程中，诊断必须以正常的儿童发育规律为基础。即使运动发育里程碑在正常范围也不能保证儿童运动发育正常，如痉挛性偏瘫的脑瘫儿童多在18个月以内就能独走，但步态异常。因此，对儿童运动功能的评估还要考虑到姿势和运动的形式和质量，可从肌张力和姿势方面评估。

### 3. 运动发育迟缓常用评估诊断方法

新生儿时期，新生儿神经行为评估一般都通过运动发育评估来完成。国内一般都使用适用于新生儿的NBNA检测方法，通过"新生儿神经学检查"方式对28周以上的新生儿进行跟踪检查，主要是对不同胎龄新生儿的手握能力、动作姿势与婴幼儿肌张力进行跟踪检查，这种检查针对的是早产儿的运动与神经，结合自发运动、反射行为一并进行检查。婴幼儿期运动发育评估一般在多领域中开展，主要通过发育评估量表中的粗大以及精细运动测试来完成，主要通过专用的运动发育量表进行发育评估（主要包括Peabody运动发育量表以及Alberta婴儿运动量表）。

### 4. 运动发育迟缓的早期干预

如果在进行了发育监测以及筛查后仍然存在发育迟缓，则必须进行医学检查明确病因。对存在肌张力增高的患儿，可以进行头颅MRI检查，寻找颅脑疾病的根源。配合检查，根据患儿的情况进行有针对性的训练和治疗。由于儿童可塑性及代偿性强，及早干预能起到事半功倍的效果。但家长必须熟悉儿童生长发育规律，经常观察患儿，在患儿疾病的初期识别患儿的发育迟缓，避免过失而耽误治疗，导致治疗效果不佳。

### 📋 鲍秀兰教授点评

　　本例患儿存在肌力弱的问题，因为采用了较好的引导方式，激发出了患儿的主动性，增加了患儿自主活动的时间，既提高了患儿的肌力为患儿的运动打下夯实的基础，又提高患儿实用性的运动技能。

### 参考文献

[1]　刘振寰，戴淑凤. 儿童运动发育迟缓康复训练图谱. 3 版. 北京：北京大学医学出版社，2014.

[2]　李明，武元. 运动发育迟缓的早期识别与诊断. 中国实用儿科杂志，2016，31（10）：743-747.

[3]　郑德伟. 儿童运动发育迟缓的早期识别及诊断方法探究. 世界最新医学信息文摘，2017，17（60）：170-171.

（彭丹丹　吴菊英　刘维民）

# 病例 9　全面发育迟缓

## 病历摘要

【基本信息】

患儿，女，3 岁 9 个月，孕 38$^{+3}$ W，G2P1，剖宫产，出生体重 3.45 kg，AGA。无缺氧抢救史。无相关家族遗传史。

【查体】

叫名字有反应。可回答一些简单问题，知道自己名字。与人有眼神交流、相互注视。有重复语言，自言自语发音不清楚。走路，步态正常。会指认西瓜、香蕉、葡萄等日常物品。能唱儿歌。

【实验室检查】

（1）4 个月龄头颅 MRI：脑外间隙增宽。

（2）2 岁头颅 MRI：右侧额叶点状异常信号，髓鞘化不良可能；双侧上颌窦、筛窦炎症。

（3）11.1 个月龄发育商测评：DQ 80。

（4）22.5 个月龄发育商测评：DQ 67。

（5）39.2 个月龄发育商测评：DQ 53。

【诊断】

全面发育迟缓。

【治疗过程】

针对智力评估中精细运动发育里程碑延迟，经过 1 年的作业训练，最终取得较好的效果。

## 病例分析及治疗

【病例特点】

（1）患儿，女，3岁9个月。

（2）足月儿，AGA，孕产史无异常，无相关家族遗传史。

（3）头颅 MRI 未见明显异常。

（4）全面发育迟缓。

（5）智力评估中精细动作发育里程碑延迟。

【作业训练思路】

采用 ACTED-Care 评估体系中精细运动模块进行全面评估，形成作业发育评估地图，依据精细运动发育地图分析问题的发育节点，然后针对关键节点制订训练计划，训练3个月后再次全面评估，调整训练计划。按照"评估 – 训练 – 再评估 – 再训练"的模式，以达到最佳训练效果。具体训练思路如下。

1. 兴趣和优势

（1）可独走，走路步态可。

（2）知道自己的名字，可听懂简单指令，回答一些简单问题。

（3）与人有眼神交流，但时间短。

（4）有自言自语发音不清，有重复语言。会指认西瓜、香蕉、葡萄等日常物品。

（5）可搭高积木 2 ～ 3 块。

2. 问题与挑战

（1）拇食指捏小纽扣力度控制不准确。

（2）双手串珠子的配合能力较弱。

（3）笔的操作：乱涂乱画。

（4）搭高、模仿搭建能力弱。

87

（5）自理能力不足。

### 3. 问题分析及依据

患儿 3 岁 9 个月，依据 ACTED-Care 精细及生活技能评估模块，绘制发育地图（图 9-1），结合问题分析如下。

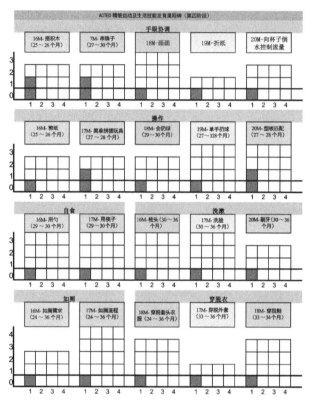

图 9-1　首次精细运动和生活技能评估地图

（1）拇食指对捏不稳定。

原因分析一：ACTED-Care 四阶段模块评估提示手眼协调不好，导致拇食指对捏不稳定。因此可通过二指捏小纽扣投放小孔的操作，来改善患儿手眼协调。

原因分析二：ACTED-Care 四阶段模块评估提示因为拇指外展能力弱，在进行指捏动作时大鱼际紧张、拇指张不开，影响患儿拇食指对捏的能力，导致患儿拇食指对捏不稳定。因此，我们通过按摩

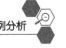

放松大鱼际及拇指外展游戏活动，来促进拇指外展，从而改善拇指对捏的能力。

原因分析三：ACTED-Care 四阶段模块评估提示患儿对指能力弱。因此，通过调整两指捏和提高虎口稳定性来改善侧捏，改善对捏姿势。

（2）串珠子不稳定。

原因分析一：ACTED-Care 四阶段模块评估提示手眼协调不好，导致患儿串珠子不稳定。因此，可通过选择带声音的大块串珠来吸引患儿，引起患儿注意从而改善患儿串珠子的能力。

原因分析二：通过观察发现患儿存在畏难情绪，会影响串珠子的能力，可通过适当降低游戏的难度，由训练师拿着珠子让患儿串，并且分解游戏步骤的方法来缓解患儿畏难情绪。

原因分析三：ACTED-Care 模块评估提示患儿拇指外展，以及拇指指腹力量弱，导致串珠子的准确度不好，可通过提高拇指外展及拇指指腹的力量来提高串珠子的能力。

（3）搭积木不稳定，模仿搭建意识弱。

原因分析一：ACTED-Care 四阶段精细模块评估提示手眼协调性差，影响患儿搭积木的能力，因此，可通过提高手眼协调性促进患儿搭积木的能力。

原因分析二：通过观察发现患儿存在畏难情绪，会影响搭积木的能力，可通过适当降低游戏的难度，由训练师拿着积木手把手和患儿搭积木，并且分解游戏步骤的方法来缓解患儿畏难情绪。

原因分析三：ACTED-Care 四阶段精细模块评估提示患儿主动搭火车等意识不强，不会自己搭火车。因此，可以通过教患儿搭火车来促进患儿有意识搭火车。

（4）自理能力不稳定。

原因分析一：ACTED-Care 四阶段精细模块评估提示手眼协调性差，影响患儿自理的能力，因此，可通过提高手眼协调性促进患儿自理的能力。

原因分析二：通过观察发现患儿存在畏难情绪，会影响自理的能力，可通过适当降低自理要求，由训练师手把手教患儿如何提高自理能力，来缓解患儿畏难情绪。

原因分析三：ACTED-Care 四阶段精细模块评估提示患儿存在自理的意识不强，不会自己自食、洗漱、如厕、穿衣等。因此，可以通过教患儿自理来促进患儿有意识完成自理的能力。

### 4. 近期目标

（1）加强对指能力及稳定三指练习。

（2）内部倒手的能力。

（3）旋转圆盖子的能力。

（4）逐页翻书的能力。

（5）模仿搭建的能力。

（6）串大号珠子的能力。

（7）柱状握笔画画能力。

### 5. 远期目标

（1）二指握笔画画的能力。

（2）握勺子吃饭的能力。

（3）折纸、剪纸、拉拉锁和按扣等自理能力。

### 6. 训练计划

（1）调整二指捏小纽扣投放小容器，三指的插拔等活动。

（2）训练内部倒手的能力。

（3）训练旋转圆盖子的能力。

（4）训练逐页翻书的能力。

（5）模仿搭建能力：培养患儿空间关系、空间推理能力，积木块由少到多按不同位置排列好，让患儿模仿。

（6）提高双手配合能力：辅助完成串珠子、小物投小瓶、双手交替挤的活动。

（7）为了提高持续握笔的能力，辅助进行趣味性画线条等活动。

（8）为了提高持续握勺及舀的能力，辅助进行舀水果模型喂小动物等游戏。

### 7. 中期评估

经过 3 个月训练，进行 ACTED-Care 精细运动模块评估，首次设定的长期目标基本实现（图 9-2），由此可见前期对患儿精细运动问题分析准确，训练方向和训练计划正确。接下来将设定新目标，调整训练计划。

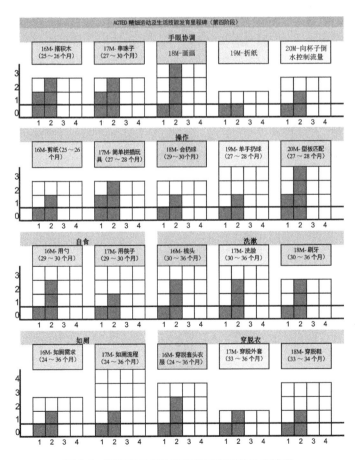

图 9-2　精细运动及生活技能动态评估发育地图

### 8. 调整目标

（1）近期目标：

①提高双侧协调能力，可以用正确的姿势串小号珠。

②可以正确的姿势握笔画画并可坚持较长时间。

③可以正确的姿势握勺子吃饭并可坚持较长时间。

④提高虎口稳定度，可自己指腹相对拉拉锁。

（2）远期目标：

①能独立完成日常生活活动。

②对玩具的操作更加灵活。

### 9. 训练计划

（1）进一步提高指端稳定性：捏小豆豆，为了串珠子更熟练。

（2）模仿并画出特殊线条及形状：比如横、竖、圆、十字。

（3）辅助给娃娃衣服拉链、按扣的练习。

（4）夹子及辅助筷子练习。

（5）脱外套、脱裤子、脱鞋，穿外套、穿短裤练习。

### 10. 再次评估

经过 9 个月训练，患儿取得明显进步，具体表现如下。

（1）可以正确的姿势串珠子。

（2）可以正确的姿势握笔画画并可坚持较长时间。

（3）可以正确的姿势握勺子吃饭并可坚持较长时间。

（4）可自己进行简单穿衣服、穿鞋子等自理能力。

（5）可自己进行简单剪纸、折纸等手工动作。

### 11. 总结

（1）通过提高拇指外展力量和拇示、拇中指对指力量，虎口稳定性提高，双手配合能力提高，从而捏小纽扣的准确性越来越好，双手搭积木的能力也越来越好，内部倒手能力、画画能力、模仿搭建能力、握笔画画能力、握勺子吃饭能力也越来越好。

（2）以上的结果可以证明，之前的假说可以成立，给患儿设定的方案符合当前患儿的主要问题。

（3）起初患儿学东西很慢，有时候一个动作要反复教好几十遍都不会，所以需要老师有耐心和爱心，同时勤思考和交流，及时调整方案，这样患儿才能进步更快。要多与家长沟通交流，布置适宜的家庭作业，得到家长的最大支持，这样患儿的进步才会越来越快。在工作中要不断创新，上课要积极地调动患儿的兴趣，让患儿与老师一起互动。老师要不断丰富自己的专业知识，在实践中不断进步。

## 疾病介绍

### 1. 全面发育迟缓概述

（1）智力障碍或全面发育迟缓定义。

智力障碍或全面发育迟缓是指在发育时期，智力功能明显低于同龄人平均水平，同时伴随有适应性行为缺陷。智力障碍这个术语通常应用于 ≥ 5 岁的儿童，而全面发育迟缓专用于 ≤ 5 岁，在 ≥ 2 个能区（大运动或精细运动、语言、认知、社交和社会适应能力等）没有达到预期的发育标志，且无法接受系统性智力功能评估，包括年龄太小而无法参与标准化测试的儿童。并非所有的全面发育迟缓儿童随着成长还会符合智力障碍的诊断标准，需要多次评估，一些轻度发育迟缓的儿童通过适宜的早期干预，5 岁之前可能进步至正常功能范围而不再符合智力障碍的诊断标准。

（2）智力障碍或全面发育迟缓分级。

根据严重程度，可分为 4 级。轻度（50 ≤ 智商 < 70）无明显语言障碍，对周围环境有较好的辨别能力，能比较恰当地与人交往，可生活自理，能做简单的非技术性工作；中度（35 ≤ 智商 < 50）能掌握日常生活用语，但词汇贫乏，对周围环境辨别能力差，只能以

简单的方式与人交流，生活部分自理，可做简单劳动；重度（20 ≤ 智商＜ 35）语言功能严重受损，不能进行有效的语言交流，生活大部分不能自理；极重度（智商＜ 20）语言功能缺失，生活完全不能自理。

（3）智力障碍或全面发育迟缓的流行病学。

智力障碍的全球患病率约为 1%，严重智力障碍的患病率约为 0.6%，据我国 1987 年和 2006 年的两次全国残疾人抽样调查的数据，智力障碍患病率为 0.43% ～ 0.96%。在年龄＜ 5 岁的儿童中，全面发育迟缓的患病率不详。

### 2. 智力障碍或全面发育迟缓的病因

（1）非遗传性因素。

产前常见因素：母亲孕期接触致畸物或环境毒物、母亲孕期精神压抑、母亲孕期病毒感染等。

产时常见因素：产伤、早产、低出生体重、颅内出血、缺氧、窒息等。

产后常见因素：低血糖脑病、核黄疸、脑外伤、惊厥后脑损伤、中枢神经系统感染、甲状腺功能低下、听力障碍以及社会文化、经济基础、家庭养育环境不适宜等。

（2）遗传因素。

在不明原因智力障碍中，约 50% 与遗传因素有关。而在中重度智力障碍中，遗传性因素比例高达 2/3 甚至更高。遗传性因素包括染色体数目和结构异常、单基因病、线粒体病、多基因和（或）表观遗传异常等，其中 25% ～ 30% 为染色体数目和结构异常。新生突变是导致重度智力障碍或全面发育迟缓的重要病因。

### 3. 智力障碍或全面发育迟缓的相关检查

颅脑影像学检查、脑电图、视听诱发电位、染色体核型分析、基础代谢筛查、特定代谢病检测、染色体微阵列芯片分析和脆性 X 综合征相关检测、基因包、全外显子或全基因组测序等。

### 4. 智力障碍或全面发育迟缓的治疗

在治疗原发病的基础上,以医教结合的教育训练为主,早期发现,早期干预,可以发挥儿童最大的潜能,改善患儿的预后。

## 鲍秀兰教授点评

这个患儿来我中心开始作业训练比较晚,临近 4 岁,基础弱。对指能力、虎口稳定性等很大程度影响了用勺子、穿脱衣等自理能力,考虑患儿到了入园年龄,老师围绕解决影响生活自理能力的限制因素,边练习边指导家长家庭作业,训练半年多后入园了,但还是坚持每天来上完一节课再去幼儿园巩固精细运动。好的疗效需要专业的强化训练同时结合家庭的泛化,勤奋虚心肯学的家长是成功的关键!

### 参考文献

[1] 肖茜,张道龙. ICD-11 与 DSM-5 关于智力发育障碍诊断标准的异同. 四川精神卫生,2019,32(3):266-269.

[2] 尹飞. 重视儿童智力障碍或全面发育迟缓的病因学诊断. 中华儿科杂志,2018,56(11):804-805.

[3] 中华医学会儿科学分会神经学组,中国医师协会神经内科分会儿童神经疾病专业委员会. 儿童智力障碍或全面发育迟缓病因诊断策略专家共识. 中华儿科杂志,2018,56(11):806-810.

[4] 邹敏,邱卓英,孙宏伟,等. 基于 ICF 比较我国智力障碍的鉴定标准. 中国康复理论与实践,2019,25(9):1011-1015.

[5] 鲍秀兰. 0~3 岁婴幼儿早期教育和早期干预. 北京:人民卫生出版社,2018.

（黄姗　柴雪静　吴菊英　刘维民）

# 病例 10  足月小样儿合并小头畸形并发全面发育迟缓

## 病历摘要

### 【基本信息】

患儿，男，3 岁 4 个月，孕 38 W，G1P1，剖宫产，出生体重 2.6 kg，SGA，孕产期无缺氧窒息，阿氏评分 1 分钟 10 分、5 分钟 10 分、10 分钟 10 分。球状胎盘，孕 7 个月发现生长受限。

### 【查体】

头围小，与人交流可，能听懂简单指令，能主动伸手抓玩具，但手眼协调能力较差，触觉迟钝，可独坐，会爬，不会独站、独走。重力平衡稳定性差，肌张力检查正常。

### 【实验室检查】

（1）头颅 MRI：（8 个月龄）侧脑室室管膜下灰质异位，白质髓鞘化落后。

（2）血尿氨基酸代谢：未见明显异常。

（3）儿心量表：（5.1 个月龄）发育商 78；（8 个月龄）发育商 66。

### 【诊断】

足月小样儿合并小头畸形并发全面发育迟缓。

### 【治疗过程】

针对患儿表现的感觉整合能力发展不足，经过 6 个月的感觉统合训练，取得了较好的训练效果。

## 病例分析及治疗

【病例特点】

（1）患儿，男，3岁4个月。

（2）孕7个月出现生长受限，球状胎盘，SGA，头围＜P3。

（3）临床评估提示感觉整合能力发展不足。

（4）头颅MRI提示侧脑室室管膜下灰质异位，白质髓鞘化落后。

（5）智力评估提示全面发育迟缓。

【感统训练思路】

全面发育迟缓的患儿常同时伴随触觉、本体觉、前庭觉等感知觉异常及运动协调问题。故需采用ACTED-Care评估体系中感觉统合模块进行全面评估，形成感觉统合发育评估地图，分析问题出现的关键节点，然后针对关键节点制订训练计划，训练3个月后再次评估，调整训练计划。按"评估–训练–再评估–再训练"的模式，不断优化训练目标和计划，以达到最佳的训练效果。具体早期干预思路如下。

1. 兴趣和优势

（1）喜欢爬行。

（2）能听懂简单的指令。

（3）喜欢听儿歌。

（4）喜欢玩躲猫猫游戏。

2. 问题与挑战

（1）触觉迟钝。

（2）重力平衡不稳定，不会走路。

（3）肢体运动不灵活，无法维持正确姿势。

（4）手眼协调能力差。

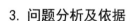

### 3. 问题分析及依据

患儿 3 岁 4 个月，依据 ACTED-Care 感觉统合评估模块，绘制感觉统合能力发育评估地图（图 10-1），结合问题分析如下。

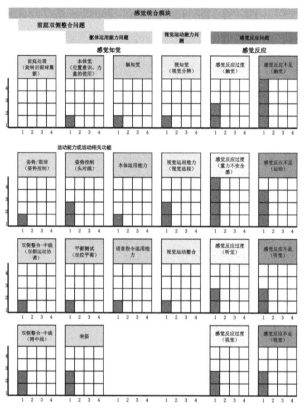

图 10-1　首次感觉统合评估地图

（1）触觉迟钝。

感统评估地图提示患儿存在触、知觉发展不足问题，导致患儿的触觉迟钝、区辨力不足；同时也可以看见患儿存在感觉反应不足（触觉），导致患儿触觉迟钝。

（2）重力平衡不稳定，不会走路。

感统评估地图提示该患儿存在本体感觉肢体运用能力不足、本体觉发展不足、前庭处理能力不足等问题，导致患儿重力平衡不稳定、不会走路。

（3）手眼协调能力差。

感统评估地图提示患儿存在前庭觉处理功能不足，导致患儿的手眼协调能力差；患儿存在视觉分辨、视觉运用能力、视觉动作整合能力发展不足的问题，也可导致手眼协调能力差。

（4）肢体动作不灵活，无法维持正确姿势。

感统评估地图提示患儿存在本体觉位置的意识、力量的使用、本体觉运用能力发展不足，双侧整合－中线（双侧运动协调能力）发展不足，运动感觉反应能力不足等问题，导致患儿的肢体动作不灵活，无法维持正确姿势。

**4. 近期目标**

（1）身体部位能感知到尖锐物品的触碰。

（2）能准确地投放物品到指定的位置。

（3）辅助下四点爬行不同高低障碍物，四肢较协调。

（4）辅助下能够接受小幅度的摆荡刺激，独站能维持平衡。

**5. 远期目标**

（1）独站、独立行走。

（2）无辅助下接受大幅度摆荡刺激。

（3）在无视觉辅助下能够感知到 1 ~ 2 种不同的物品或者不同种类的触觉刺激。

（4）无辅助下可以通过四点爬行的姿势翻越不同高度的障碍物，并且四肢较协调的参与运动。

（5）变换体位的时候身体较放松。

**6. 训练计划**

（1）前庭觉＋视觉训练：

大笼球：球上坐颠；球上俯卧位前后左右方向摇晃。秋千横抱桶：前后方向和左右方向的小幅度摆荡，寻找指定物品。

滑板车、滑梯组合：爬滑车轨道、俯卧滑行。陀螺：仰卧位躺在陀螺里顺时针旋转，转 3 ～ 5 圈停下来和患儿互动，让患儿指自己或者老师的五官。

（2）本体觉＋前庭觉训练：小平衡台：盘腿坐、侧坐晃动平衡台，辅助下单腿站，促进躯干的姿势维持能力。平衡踩踏车：跪位推行或者辅助骑行。万象组合：设置不同高度的障碍让患儿通过爬行的方式越过障碍物，同时提高患儿的四肢本体感觉肢体运用能力、动作企划能力、肌肉耐力。

（3）本体觉＋触觉训练：大笼球：球上俯卧位做仰卧起坐练习，球上翻身练习。小牛耕田：促进患儿上肢的本体感觉发展和促进肌肉耐力的发展。

（4）触觉训练：大笼球：让患儿仰躺、俯趴，用大笼球重压或滚压给予触觉刺激。触觉毯：让患儿光脚在触觉毯行走，也可以在触觉毯上面翻滚。触觉刷：逆着毛发生长的方向刷全身。

（5）家庭指导方案：①前庭觉游戏：布袋秋千。两个家长将床单当作秋千，将患儿放入床单中去荡悠悠。循序渐进，刚开始可以缓慢有节律地晃动，左右方向、前后方向地晃动，也可以在秋千里放入其他玩具增加触觉的刺激。②触觉刺激游戏：用感统触觉刷、触觉球、纱巾、毛笔等给予患儿有规律的触觉刺激。③本体觉游戏：摆放高低不同的障碍物让患儿去爬越，家长趴在床上让患儿从家长的身上爬过去，鼓励患儿自己上下床或者沙发。④手眼协调游戏：在桌子上准备若干个杯子，拿豆子让患儿坐在凳子上投放，要求每个杯子都有。

### 7. 中期评估

训练 3 个月，再次进行 ACTED-Care 感统模块评估，可以看见患儿取得了较明显的进步，说明之前的训练方向和训练计划有效。

（1）触知觉：硬质触觉球用力滚压身体出现逃避反应，能够感知流口水。

（2）可以将物品投放进 10 cm 宽度的容器里。

（3）可以在辅助下完成左右重心转移，身体能够保持平衡。

（4）爬越简单的障碍物不倒。

8. 调整目标

（1）近期目标：①逐渐撤离辅助，增加主动活动。②练习钻、爬、翻等动作。③建立动态平衡能力。

（2）远期目标：①独走自如。②可以走较软的垫子维持平衡。③激发保护反应能力。④可以较好地运用自己的身体移动、参与活动等。⑤较好地适应新环境，较好地处理危机，有危险意识但不敏感。

9. 训练计划

（1）激活前庭神经系统。

（2）改善重力不安全感。

（3）加强动作计划能力学习。

（4）提高肢体运用能力。

（5）触觉刺激。

（6）本体觉输入。

10. 再次评估

训练 3 个月后，患儿 3 岁 10 个月，再次进行 ACTED-Care 感统模块评估（图 10-2），可见多方面取得明显进步，具体总结如下。

（1）患儿现在独走自如，可以独自上下较低斜坡，平衡能力和本体觉肢体运用能力有很大的提高。

（2）患儿身体的触觉迟钝现象得到明显的改善，现在患儿腹部、背部和足底能感觉到触觉刺激，患儿的触觉感知能力明显提高。

（3）患儿可以独自骑平衡踩踏车、荡秋千、站立平衡台，患儿的前庭处理能力以及双侧协调能力均有了明显的进步，胆量也明显提高。

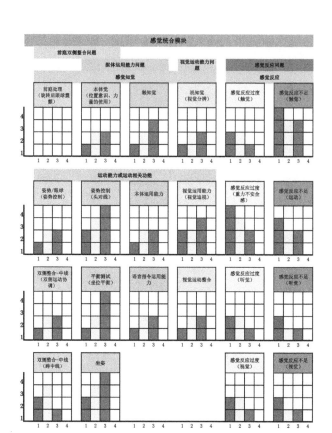

图 10-2　感觉统合动态评估地图

## 11. 总结

（1）患儿的反应能力和区辨能力提高了，触觉迟钝的表现就会得到改善；本体觉和前庭觉整合能力变好了，那么肢体的运用能力以及身体的平衡协调能力、视觉和动作的计划能力也会有所提高。

（2）训练结果可以证明，之前设定的训练方案可靠，并且设定的方案能够解决患儿存在的不适宜表现，这些问题也得以验证并解决。

（3）在训练的过程中，以引导的方式或利用患儿的兴趣优势让患儿主动参与到训练中。

## 疾病介绍

**1. 小头畸形的临床诊断**

小头畸形是一种常见的神经系统发育障碍性疾病，主要表现为头围小，目前小头畸形的诊断标准不完全统一，临床上通常将头围＜同性别、同年龄组正常均值 2 SD 以上，或＜第 3 百分位者诊断为小头畸形，也有研究支持头围＜均值 3 SD 甚至 4 SD 者诊断为小头畸形。

**2. 小头畸形的分类**

小头畸形可分为原发性和继发性，原发性小头畸形通常发生在孕 32 周前，一般不合并其他畸形，生后不出现脑退化，而继发性小头畸形多发生在出生后，往往合并有其他多项畸形，有脑退化的表现。根据病因的不同，小头畸形又可分为非遗传性小头畸形和遗传性小头畸形。非遗传性小头畸形常与先天感染、孕母酒精摄入过量等有关。遗传性小头畸形是由基因突变导致的。

**3. 小头畸形的流行病学**

不同人群、种族小头畸形发生率不同，据 1987—1992 年我国围生儿头围数据的统计，小头畸形发生率为 0.63/10000，其中原发性小头畸形发生率为 0.23/10000，女性高于男性。产前诊断是降低小头畸形发生率的重要手段。

**4. 小头畸形的病因**

环境因素和遗传因素均可导致小头畸形，这些因素可单独致病，亦可共同作用致病。据文献报道，15.5% ～ 53.3% 的小头畸形存在遗传学异常，包括单基因突变、染色体结构及数目异常。

**5. 小头畸形的临床表现**

小头畸形可以单独存在，也可以以综合征的形式出现，临床表现差异较大。单基因异常中常染色体显性遗传的小头畸形一般无明显其他畸形和严重认知障碍。原发性小头畸形为多基因隐性遗传，常伴随有不同程度非进行性智力障碍。染色体数目及结构异常的小头畸形往往合并其他发育异常,如身材矮小、并指等。

### 6. 小头畸形治疗

目前无有效治疗小头畸形的方法,主要是针对智力低下的治疗。早期干预可以不同程度提高小头畸形患儿的智力水平。

## 鲍秀兰教授点评

全面发育落后常常伴随视觉、听觉、嗅觉、味觉、触觉、本体觉、前庭觉等多种感知觉异常,同时出现运动协调能力落后,因此定期系统的感统评估非常必要。在评估基础上给予针对性感统训练,才能全面提高多感官输入和运动输出的水平。

### 参考文献

[1] 王芳芳,罗蓉.小头畸形的临床诊断与细胞和分子生物学诊断的研究进展.中华妇幼临床医学杂志(电子版),2016,12(3):369-372.

[2] 杨仁凯,唐晓军.原发性小头畸形的临床特征及相关基因的研究进展.中国美容医学,2012,21(15):2066-2070.

[3] 梁娟,王艳萍,缪蕾,等.中国围生儿小头畸形的调查研究.现代中西医结合杂志,2002,11(6):568-569.

(陈欢　夏文慧　吴菊英　刘维民)

# 第三章
# 中枢神经系统疾病早期干预案例分析

## 病例 11　超早产儿化脓性脑膜炎并发脑室周围白质软化及痉挛型四肢瘫

### 病历摘要

【基本信息】

患儿，男，1岁2个月，孕 $28^{+3}$ W，G3P2，剖宫产，出生体重 1 kg，SGA，有宫内窘迫史，生后无窒息，阿氏评分 1 分钟 8 分、5 分钟 10 分、10 分钟 10 分。围生期出现化脓性脑膜炎、败血症，颅内出血，有惊厥史，使用有创呼吸机治疗 35 天。母亲生育年龄 37 岁。

【查体】

认识家中常见的人。四肢肌张力高，伸手抓物手臂旋前，会翻身，圆背坐，俯卧位肘支撑，不会爬。膝反射正常。侧面支撑未引出，降落伞反射不完全引出。

【实验室检查】

（1）头颅 MRI：早产儿脑，颅内改变考虑脑膜脑炎；右侧脑室前角旁小囊影，考虑室管膜下囊肿可能。DWI 多发改变，不排除脑损伤可能。

（2）头颅 MRI：早产儿脑，双侧侧脑室及半卵圆中心软化灶形成，考虑脑损伤后改变，PVL 可能性大，大脑半球硬脑膜断续强化，对比前次，强化范围略有缩小；原右侧脑室前角脑囊肿消失。

（3）脑电图：轻度异常。

（4）GMs：F-。

【诊断】

超早产儿化脓性脑膜炎并发脑室周围白质软化，痉挛型四肢瘫。

【治疗过程】

针对四肢肌张力高、运动障碍，在系统评估基础上，经过 9 个月中医推拿，取得良好效果。

## 病例分析及治疗

【病例特点】

（1）患儿，男，1 岁 2 个月。

（2）超早产儿、宫内窘迫史、围生期感染史。

（3）体检提示：四肢肌张力高。

（4）MRI 提示：脑膜脑炎，脑室周围白质软化。

【中医推拿治疗思路】

1. **兴趣和优势**

（1）喜欢看卡片。

（2）喜欢自己敲玩具或扔掉。

（3）智力可，与人眼神交流良好。

2. **问题与挑战**

（1）头部控制不好，易后仰。

（2）坐不直。

（3）不能手膝爬行。

（4）患儿情绪不稳定，上课时容易产生哭闹情绪。

（5）患儿脾胃虚弱，四肢末端易发凉。

3. **问题分析及依据**

（1）头控不好。

原因分析一：由于受原始反射（ATNR）残存等影响，头部不能维持在正中位。

原因分析二：由于颈背部的肌肉张力过高，患儿颈部易后仰，出现异常姿势，躯干呈现屈曲模式，上肢肩关节内旋，前臂旋前。

此两方面的原因导致患儿头部不能在正中位维持较长时间，故通过减弱原始反射的影响或者降低肌肉张力的限制因素，能较快提高患儿头部的控制能力。

（2）坐不直。

由于躯干力量不足、抗重力伸展不够、下肢肌张力高，患儿坐位时圆背坐，下肢屈曲。

（3）不能手膝爬行。

由于上肢伸展不足、负重能力不够、手膝支撑能力不行，患儿不能手和膝关节承重，上下肢的肌张力高，分离不好，且没有向前的动力和欲望，故患儿不能手膝爬行。如果降低患儿上下肢的肌肉

107

张力，并提高患儿的手膝支撑能力和稳定性，且用患儿喜欢的物品诱导，可以提高患儿手膝爬行的能力。

（4）情绪不稳定。

由于患儿体质较弱，未能坚持训练，接触外界环境有限，间断的训练及有限的对外接触导致患儿上肢敏感和抵触接触。长期的坚持训练和丰富的环境刺激能提高患儿的适应能力及对外界的感知能力，大大提高患儿的进步速度。

（5）患儿系早产（$28^{+3}$W）、低体重（1 kg）儿，属先天不足，需后天补益。

#### 4. 近期目标

（1）降低颈后部肌肉张力，提高患儿头控稳定性。

（2）降低上肢屈肌张力，促进上肢的伸展及肩胛带的控制。

（3）增加躯干背部力量及坐位下上肢的控制及异常姿势的纠正。

（4）丰富周围环境，增加外界刺激。

#### 5. 远期目标

（1）直腰坐。

（2）手膝爬行。

#### 6. 训练计划

治疗原则：行气活血、理筋整复、缓解痉挛。

治疗方案：主穴取肩髃、曲池、足三里、背俞穴。配穴取手三里、外关、合谷、解溪。

（1）上肢：拿捏肩关节周围及整个上肢的软组织，从上向下，反复操作 3～5 遍，以内侧屈肌为重点。术者一手固定患儿的上肢，另一手以拇指螺纹面按揉肩髃、曲池、足三里、外关、合谷，每穴约半分钟。摇法作用于患儿的肩、肘、腕、指各关节。同时配合做肩关节外展、外旋，肘关节伸展，腕关节背伸桡偏，拇指外展，指间关节伸展等被动运动。

（2）下肢：①单手按揉或拿捏患儿下肢的软组织。反复操作3～5遍，以痉挛肌为重点。掌揉大腿内侧内收肌群，从上向下，反复操作3～5遍。拿揉小腿后侧三头肌至跟腱处，反复操作5～10遍。②一手固定患儿下肢，另一手以拇指螺纹面循经按揉足三里、解溪等足阳明胃经相关穴位。同时配合做髋关节外展、外旋，踝关节背伸等被动运动。

（3）背部：用拇指螺纹面按揉背俞穴，每穴约半分钟。掌揉法作用于患儿腰背部，从上向下，反复操作2～3遍。捏脊3～5遍。

以上推拿方法每天操作1次，每次40分钟。

### 7．中期评估

经过5个月训练，患儿1岁7个月，评估情况如下。

（1）该患儿经数月推拿治疗，四肢肌张力有较明显降低。

（2）俯卧位可手支撑。

（3）直腰坐的时间增加。

（4）上肢灵活性及主动活动增加。

### 8．调整目标

（1）降低内收肌张力，促进下肢的分离。

（2）降低肩胛带肌张力，增加肩关节活动度。

（3）促进坐位平衡。

（4）手膝支撑的控制。

### 9．训练计划

（1）随着患儿俯卧位手支撑能力的提高，适当增加降低背部肌肉敏感性手法的操作，从而降低四肢的肌张力。

（2）坐位下拿揉法放松肩胛带，同步促进上肢上举以降低运动性肌张力，复合类手法促进对敲。

（3）坐位下对上肢应用抖法，肩外展外旋，以扩大肩关节上举

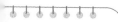 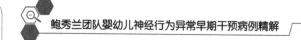 
范围，单独上举和同步上举相结合。

（4）俯卧位时通过适当的叩击手法以抑制肩、肱三头肌的紧张。

10. 再次评估

经过 4 个月训练，患儿 1 岁 11 个月，评估情况如下。

（1）患儿腹部力量及控制有提高，在辅助一侧下肢的情况下可以仰卧位坐起。

（2）躯干伸展及控制较之前有进步，端坐位时可拿周边小范围内的玩具并能回到端坐位。

（3）内收肌张力有明显缓解。

（4）辅助下肢可向前四爬 10 步左右。

11. 总结

（1）推拿治疗痉挛型脑瘫时，可根据其牵张反射亢进，持续性肌紧张引起运动功能障碍两个特征进行治疗。在缓解痉挛肌治疗时，要对其弱化的拮抗肌采用不同的推拿治疗手法，降低肌张力和增加肌力，同时进行治疗。推拿治疗与其他疗法共同综合治疗，效果显著。

（2）以上的结果可以证明，之前的问题分析准确，给患儿设定的方案符合患儿的主要问题，并有效解决患儿的主要问题。

（3）推拿手法具有很好的放松肌肉的作用，能解除、缓解肌肉痉挛。轻度用力、缓和轻微的连续刺激手法可抑制中枢神经，故操作时应遵循"轻→重→轻"的原则。同时注意患儿体位要安置得当、舒适，医者要随时调整自己的姿势。

（4）小儿脑瘫推拿将循经推按与辨证施穴相结合。以掌不离皮肉，指不离经穴，轻重有度，先后有序，以柔克刚，以刚制柔为推拿手法原则。在推拿过程中做到持久、有力、均匀、柔和、深透。

## 疾病介绍

### 1. 化脓性脑膜炎概述

化脓性脑膜炎又称细菌性脑膜炎，是由各种化脓性细菌感染引起的脑膜炎症，早期常表现为发热、头痛、恶心、呕吐、畏光、颈背痛和颈项强直，婴儿可见囟门紧张、膨隆，严重者可出现抽搐、意识障碍甚至昏迷。脑膜刺激征是化脓性脑膜炎最主要的体征，其典型症状包括颈项强直、Kernig 征、Brudzinski 征。但是在年幼、年老及昏迷的患者中，脑膜刺激征可能不明显或缺如。婴儿不能主诉头痛，颈抵抗可能不存在，有时只存在不特异的全身症状，要注意鉴别。当出现发热、嗜睡、易激惹、呕吐、惊厥和囟门隆起时，往往提示存在脑膜感染，应立即做脑脊液检查。

### 2. 新生儿化脓性脑膜炎发生率

新生儿败血症中 25% 会并发化脓性脑膜炎，因此国外多主张对任何怀疑为败血症的患儿常规做脑脊液检查，而国内则习惯于当败血症患儿出现意识障碍、眼部异常、可疑颅内压增高征或惊厥等其中任何表现时，立即做脑脊液检查。新生儿化脓性脑膜炎的发生率占活产儿的 0.2‰ ~ 1‰，早产儿可达 3‰。

### 3. 化脓性脑膜炎的流行病学特点

化脓性脑膜炎好发于冬季、春季、秋季。病原菌进入头颅的感染途径有母胎感染、血源播散、邻近感染灶的扩散、医源性感染。婴儿化脓性脑膜炎最常见病原菌侵入途径是呼吸道感染，因此，积极防治呼吸道感染，可有效减少婴儿化脓性脑膜炎的发生概率。

对早产儿、胎膜早破、产程延长、脑脊膜膨出、皮肤窦道的新生儿，要特别警惕脑膜炎的发生。一旦出现难以解释的体温不稳定，精神、哭声、吸吮、面色不好时，应仔细检查有无激惹、易惊、尖叫、凝视、前囟紧张饱满、骨缝增宽等提示颅内感染的表现。脑脊液的检查是化脓性脑膜炎诊断时必不可少的检查。血、尿、鼻咽与呼吸道分泌物以及皮损处的培养，血培养阳性率可达 45% ~ 85%。化脓性脑膜炎可出现脑室炎、硬膜下积液、硬膜下脓肿、脑梗死、脑积水等并发症，颅骨透照检查、脑影像学检查可确定有无上述并发症的存在。

4. 化脓性脑膜炎的预后情况

化脓性脑膜炎治疗包括抗菌治疗以及支持疗法、对症治疗并发症等，化脓性脑膜炎致死率较高，但随着诊疗水平的提高，预后较前有所改观。我国一篇调查研究对华南和西北地区 2010 年 1 个月—2014 年 12 个月期间 407 例确诊新生儿化脓性脑膜炎的病例进行数据分析，结果显示，死亡率为 9.1%，神经系统并发症发生率为 5.9%，治愈和好转率为 85%。2020 年一项研究对 177 例新生儿脑膜炎病例进行随访，结果表明，死亡率为 10.2%，预后良好组占 63.3%。预后不良组占 36.7%，预后不良主要表现为语言发育迟缓（16.4%）、运动发育迟缓（9.0%）、继发性癫痫（2.8%）、全面发育迟缓（16.4%）、注意缺陷多动障碍（1.7%）、肌张力异常（1.1%）、脑性瘫痪（1.1%）、姿势异常（1.1%）、构音障碍（0.6%）、听力障碍（0.6%）、孤独症谱系障碍（0.6%）、生长发育迟缓（0.6%）、矮小症（0.6%），23% 的病例影像学检查遗留异常，包括脑软化、脑积水、脑萎缩等。9% 的病例合并两种及以上并发症或后遗症，超过半数患儿存在语言合并运动发育迟缓。早期诊断并识别不良预后高危因素，结合早期干预，可以降低不良预后的发生率，减轻不良预后的严重程度。

## 鲍秀兰教授点评

中医穴位按摩采用全人理念和辨证思维，针对每个孩子的体质特点，通过调理五脏六腑，达到调理气血、通经活络功效，以全面改善体质，促进神经系统功能恢复。同时改善脑瘫患儿关节活动度，降低肌张力，提高肌力，改善异常姿势，使宝宝更好地开展运动训练。

## 参考文献

[1] 邵肖梅，叶鸿瑁，丘小汕.实用新生儿学.4版.北京：人民卫生出版社，2011.

[2] 马惠姿.化脓性脑膜炎.中级医刊，1998，33（2）：9-12.

[3] 赵智，华雪莹，张海波，等.新生儿化脓性脑膜炎诊疗现状和预后的多中心调查研究.中华新生儿科杂志，2018，33（1）：2-6.

[4] 毛丹华.新生儿化脓性脑膜炎中远期神经发育及不良预后高危因素分析.重庆：重庆医科大学，2020.

（盛强　王元　吴菊英　刘维民）

# 病例 12  极早产儿并发不随意运动型脑瘫

## 病历摘要

【基本信息】

患儿，男，11 个月 21 天。孕 30$^{+6}$ W，G1P1，剖宫产，出生体重 1.42 kg，AGA。有生后窒息史，阿氏评分 1 分钟 8 分、5 分钟 6 分、10 分钟 9 分。使用有创呼吸机治疗 5 天；无宫内窘迫，母亲孕期先兆流产，住院保胎 6 周；患有甲状腺功能减退，药物控制。中央型前置胎盘。

【查体】

视听反应可引出，可主动伸手中线位抓物，可独坐，偶有体位转换，俯卧抬头抬胸手支撑，站位有明显膝反张，踮脚尖，脚趾、上肢有不随意动作，四爬不能。肌张力检查无异常。

【实验室检查】

（1）MRI：未见明显异常。

（2）脑干听觉诱发电位：正常。

【诊断】

极早产儿并发不随意运动型脑瘫。

【治疗过程】

针对运动发育里程碑延迟，在系统评估基础上，经过 7 个月运动训练，取得良好效果。

## 病例分析及治疗

【病例特点】

（1）患儿，男，11 个月 21 天。

（2）极早产儿、生后窒息史。

（3）体检提示：肌张力不稳定，上肢有不随意动作。

（4）头颅 MRI：未见明显异常。

【运动训练治疗思路】

采用 ACTED-Care 评估体系中运动模块进行全面评估，形成运动发育地图，依据评估地图分析问题出现的关键原因，然后针对关键原因制订训练计划，训练 3 个月左右再次评估，调整训练计划。按"评估 – 训练 – 再评估 – 再训练"的模式，不断优化训练目标和计划，以达到最佳训练效果。具体训练思路如下。

### 1. 兴趣和优势

（1）可独坐。

（2）出现正坐 – 侧坐体转。

（3）俯卧手支撑，胸部抬离地面。

（4）能听懂简单指令。

（5）主动性较好。

### 2. 问题与挑战

（1）不能手膝爬行。

（2）不能独站和独走。

（3）有明显的膝反张。

### 3. 问题分析及依据

患儿 11 个月 21 天，依据 ACTED-Care 运动发育评估模块，绘制运动发育地图（图 12-1），结合问题分析如下。

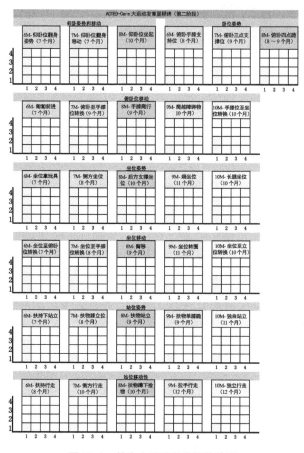

图 12-1　首次大运动发育评估地图

（1）不能手膝爬行：依据 ACTED-Care 评估，患儿整体力量较弱，手膝支撑能力弱。患儿受不随意运动的影响，辅助手膝支撑时不稳定，且辅助向前爬行控制不能，故不可手膝爬行。

（2）不能独站和独走：依据 ACTED-Care 评估，患儿躯干控制能力不好，下肢力量不足，足底感觉输入不够，不能很好地控制下肢，致不能独站和独走。

（3）存在膝反张。

原因分析一：由于下肢肌肉力量弱，患儿的控制能力弱，膝关节常处于卡锁状态。

原因分析二：躯干的伸展能力不足，致髋关节前倾，重心向前移动，患儿为了站立，故会用膝关节的过度伸展来代偿，如果提高躯干的伸展及稳定性，膝关节的控制能力会大大提高。

**4. 近期目标**

（1）坐位–手膝支撑体转。

（2）手膝支撑及手膝爬行。

（3）增加足底的感觉输入，降低足底的敏感性。

（4）增加膝关节的负重能力。

**5. 远期目标**

（1）独立站立。

（2）独立行走。

**6. 训练计划**

（1）缓解肩关节及小腿三头肌的肌肉紧张，扩大关节活动范围。

（2）本体感觉输入：肌腱的挤压，肢体位置觉的引导等。

（3）坐位体转训练：患儿取坐位，拿玩具引导转至侧坐位。然后，继续转移玩具，引导患儿完成坐位转成手膝位支撑。

（4）俯卧–手膝位体转：患儿俯卧手支撑位，轻轻辅助患儿腹部，稍向上减重，引导患儿独自将下肢收到屈髋屈膝位，从而转换成四点支撑位。

（5）手膝支撑：在地垫上，患儿取四点支撑位，患儿的双手全手掌打开撑在地上，双手之间的距离与肩同宽，双膝分开的距离与骨盆同宽，维持负重。

（6）引导手膝爬行：在地垫上，患儿取四点支撑位，在患儿前方放一玩具，引导向前伸手够物，再扶住患儿骨盆两侧，使患儿的下肢完成屈髋屈膝向前方爬行的动作。

（7）端坐训练：患儿坐在凳子上，要求患儿两脚尖和两膝盖都

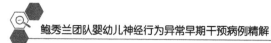

朝前，双足的足底均平放于地面上，两腿分开的距离与骨盆同宽，端坐位维持。

7. 中期评估

经过3个月训练，患儿14个月21天，纠正12个月19天，评估如下。

（1）患儿的主动性增强，紧张度降低。

（2）可坐位向手膝支撑转换。

（3）可俯卧向手膝支撑转换。

（4）可手膝爬行。

8. 调整目标

（1）增强头和四肢分离动作，巩固手膝爬行。

（2）增强手膝位的稳定性。

（3）增强下肢分离动作，爬越障碍物。

（4）引导出高爬动作。

（5）下肢负重训练，独站及独行。

9. 训练计划

（1）头部与四肢的分离：四点支撑姿势维持训练，引导患儿头左右上下缓慢移动并控制。

（2）趴跪位训练：在患儿前方放一楔形垫，引导患儿肘支撑撑在垫子上，双肘之间的距离与肩同宽，双膝分开的距离与骨盆同宽，跪在地垫上，维持负重。

（3）下肢屈髋屈膝练习，趴跪位基础上，引导患儿做下肢交替屈髋屈膝动作。

（4）高爬训练：在患儿爬行过程中，在前方地垫上放一些垫子、枕头之类的当作障碍物，引导患儿反复翻越障碍物。

（5）端坐位转换至站立位练习：患儿坐在凳子上，要求双足的足底均平放于地面上，两腿分开的距离与骨盆同宽，反复引导患儿由坐位站起。

（6）四点支撑向站位体转：患儿手膝位，引导患儿下肢抬起，双脚踩在地面上，变成蹲位，治疗师或家长在高处放一玩具引导患儿独自站起。

（7）站立位平衡练习：让患儿站在平衡板上，扶住患儿两侧膝关节的位置，左右晃动平衡板，让患儿自我调节平衡。

（8）跪位行走练习(抱球)：在地垫上，患儿取双膝跪立位的体位，扶住患儿两侧骨盆的位置，引导患儿双手抱球，左右两侧下肢交替向前迈腿，重复此动作。

（9）行走迈步练习：患儿取站立位，扶住患儿骨盆位置，引导患儿重心转向一侧下肢，另一侧下肢向前迈步，患儿每次抬高下肢再落地的之后尽可能脚平放于地面。

### 10. 再次评估

经过 4 个月训练，患儿 18 个月 21 天，纠正 16 个月 19 天，从地图可以看出，患儿有明显的进步（图 12-2）：

（1）可独走。

（2）可独自站起。

（3）听懂指令，可以简单交流。

（4）主动性较好，配合性高。

（5）短距离跪立行走。

（6）灵活性、稳定性较好。

（7）独自上下坡。

（8）独自扶扶手上台阶。

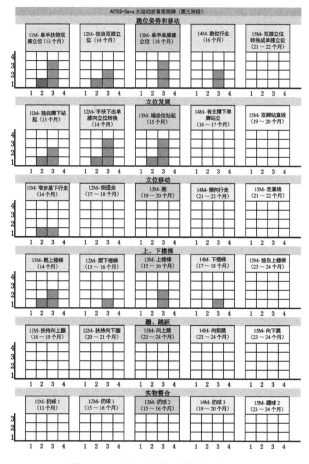

图12-2　大运动动态发育评估地图

## 11. 总结

（1）对不随意运动型患儿，首先要考虑患儿是否有原始反射的残存，其次是患儿的对称性及稳定性水平。在给不随意运动型患儿训练的过程中，需要控制速度。

（2）从患儿的进步情况可以看出，以上的问题分析合理，制订的计划符合患儿的问题特征，让患儿取得有效进步。

## 疾病介绍

### 1. 不随意运动型脑瘫概述

（1）脑性瘫痪的定义：

脑性瘫痪是一组持续存在的中枢性运动和姿势发育障碍、活动受限综合征，这种综合征是发育中的胎儿或婴幼儿脑部非进行性损伤所致。脑性瘫痪的运动障碍常伴有感觉、知觉、认知、交流和行为障碍，以及癫痫和继发性肌肉骨骼问题。

（2）脑性瘫痪临床分型（按运动障碍类型及瘫痪部位）：①痉挛型四肢瘫。②痉挛型双瘫。③痉挛型偏瘫。④不随意运动型。⑤共济失调型。⑥混合型。

不随意运动型属于脑瘫的一种。主要损伤部位是锥体外系。

（3）不随意运动型脑瘫的病因：

不随意运动型脑瘫的主要病因为缺氧缺血性脑损伤和胆红素脑病，病变主要在基底神经节。儿童基底核区不同部位对损伤具有选择性，足月儿窒息选择性损伤壳核和丘脑，严重缺氧缺血时壳核和丘脑的兴奋性谷氨酸通路过度激活，因此易受损伤，而苍白球由于抑制性神经元活动相对静止而得到保护；相反，苍白球相对多的神经元不活动，对低血压和有毒物质的敏感性较高，因此易受胆红素毒性损害。

### 2. 不随意运动型脑瘫主要表现

（1）难以用意志控制的全身性不自主运动，颜面肌肉、发音和构音器官受累，常伴有流涎、咀嚼吞咽困难、语言障碍。

（2）当进行有意识、有目的运动时，表现为不自主，不协调和无效的运动增多，与意图相反的不随意运动扩延至全身，安静时不随意运动消失。头部控制差、与躯干分离动作困难，难以实现以体轴为中心的正中位姿势运动模式。

（3）肌张力变化，主动肌、拮抗肌、固定肌、协同肌收缩顺序、方向、力的大小不能协调，肌张力强度和性质不断发生变化，主动运动或姿势变化时肌张力突然增高，安静时变化不明显。婴儿期多见肌张力低下，年长儿多见肌阵挛、肌强直等。由于多关节出现过度活动，使姿势难以保持，因而平衡能力差。

（4）总体以全身过伸展及非对称性姿势模式为主，运动范围过大，活动过度，难以达到流畅和完整的动作技能。原始反射持续存在并通常反应强烈，以非对称性紧张性颈反射姿势为显著特征，呈现非对称性、头及躯干背屈姿势。

（5）姿势难以保持，平衡与协调能力差，由于上肢的动摇不定，可使躯干和下肢失去平衡，容易摔倒。

（6）不随意运动型多累及全身，远端运动障碍重于近端。

（7）亦可见皱眉眨眼、张口、颈部肌肉收缩，脸歪向一侧，所谓"挤眉弄眼"等独特的面部表情等。

（8）由于病变早期部分婴儿表现为松软，多数患儿症状不明显，因此早期确定病型较难，多诊断为肌张力低下型。

（9）此型患儿一般智商较痉挛型患儿高，有较好的理解能力。多开朗、热情，但高度紧张，怕刺激，感觉"过敏"。

（10）此型又可根据肌张力的变化程度，分为紧张性和非紧张性两种类型。很少发生挛缩和畸形。

（11）本型可表现为手足徐动舞蹈样动作、扭转痉挛等，也可同时具有上述几种表现，约占脑瘫的 20%。

### 3. 治疗原则

对身体姿势的保持，是产生自主运动和正常运动的基础，不随意运动型脑瘫患儿的治疗，应注意抑制肌紧张的动摇性，从而控制过剩运动，控制患儿能保持中间位，促进肌肉的同时收缩。

### 4. 治疗要点

（1）伴有痉挛存在的患儿治疗同痉挛型双瘫。

（2）对自律反应进行促通，使患儿具备正常的运动模式以及对矫正反应与平衡反应的控制能力。

（3）促通身体中枢部位的肌肉的同时收缩和对称性的发育。

（4）获得头部、躯干、肩胛带的对称性，能够维持稳定的抗重力姿势。

（5）获得头部的控制能力和两手进行抓握能力的发育。

（6）重症的紧张性不随意运动型脑性瘫痪患儿为练习坐位做准备。

## 鲍秀兰教授点评

　　本案例是不随意运动型脑瘫，此类患儿的训练难度大，进步速度慢，抓住患儿的训练重点，从稳定性、对称性等方面制订针对性训练是关键；另外患儿本体感觉输入的训练也是对此类患儿重点训练的部分，此项训练为足部的负重及空间位置的摆放和使用打下了很好的基础，才能在之后取得很好的疗效。

### 参考文献

[1] 李晓捷，唐久来，马丙祥，等. 脑性瘫痪的定义、诊断标准及临床分型. 中华实用儿科临床杂志，2014，29（19）：1520.

[2] 李晓捷. 实用小儿脑性瘫痪康复治疗技术. 2版. 北京：人民卫生出版社，2016.

（武子微　王珍　吴菊英　刘维民）

# 病例 13　早产儿脑积水并发精神运动发育迟缓

## 病历摘要

【基本信息】

患儿，女，1 岁 2 个月，孕 35 W，G1P1，顺产，出生体重 2.9 kg，AGA，无宫内窘迫及生后窒息史。孕 32 W 因胎儿颅内出血，检查发现胎儿脑积水，生后 3 个月龄行脑室腹腔分流术，现术后恢复可。

【查体】

视听反应可引出，但注视时间稍短，视觉追踪受限，叫名字有反应，会有所指叫爸爸、妈妈，不会指认五官，不能听指令把东西给到正确的人，不会盖瓶盖，不会拿笔乱画，不能从瓶中拿到小丸，积木不能搭高 4 块。独坐稳，四点爬，可独站，不能独走，牵一只手可走。肌张力检查无异常。

【实验室检查】

头颅 CT 平扫：左侧侧脑室腹腔分流术后；幕上脑积水。

【诊断】

早产儿脑积水并发精神运动发育迟缓。

【治疗过程】

针对语言发育里程碑延迟，经过 15 个月的言语认知训练，效果非常好。

## 病例分析及治疗

【病例特点】

（1）患儿，女，1岁2个月。

（2）早产、脑积水。

（3）体检提示：认知语音表达发育落后。

（4）MRI、CT提示：脑积水，左侧侧脑室腹腔分流术后。

【言语认知训练思路】

采用ACTED-Care评估体系中言语认知模块进行全面评估，形成言语认知发育评估地图，依据评估地图分析问题出现的关键节点，然后针对关键节点制订训练计划，训练每3个月后再次全面评估，调整训练计划。按"评估－训练－再评估－再训练"的模式，制订个性化认知训练方案，不断优化训练目标和计划，以达到最佳的训练效果。具体早期干预思路如下。

**1. 兴趣和优势**

（1）喜欢听音乐、儿歌、诗词。

（2）有无意识"拍"的操作：拍桌子、拍电话。

（3）叫名字有反应。

**2. 问题与挑战**

（1）注视时间短，追视能力弱。

（2）听不懂话。

（3）东西掉落不会找。

（4）新环境适应能力较差，哭闹严重。

**3. 问题分析及依据**

患儿1岁2个月，依据ACTED-Care言语认知评估模块，绘制出言语认知发育地图（图13-1），结合问题分析如下。

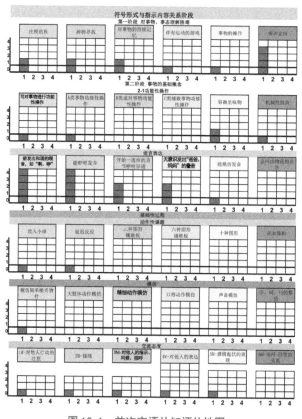

图 13-1  首次言语认知评估地图

（1）注视时间短，追视能力弱。一方面由斜视导致，在进行矫正治疗。另一方面，是由于视知觉发展不足导致，依据发育地图交流态度板块可以看出，患儿对他人行为的注视时间较短。所以要增加对人对物的注视时间，因为对人对物的注视追视观察是学习的基础，没有观察和模仿能力就等于学习还没起步。

（2）听不懂话。依据发育地图认知理解方面可以看出，患儿认知理解能力处于事物事态理解困难的第一阶段。从玩具的操作来看，不会容器里取物，也不会有目的投放，更不会进行机械性的玩具操作，也就无法上升到更高级的事物理解，自然就导致不认识、看不懂、听不懂别人说话。

（3）东西掉落不会找。依据发育地图看出，寻找声源的反应速度慢，东西掉落不会找，听声定位能力稍弱，一方面，是认知较差导致；另一方面，是由家庭代养方式枯燥无趣，也没有进行相应的教育引导所致。因此，需通过由慢速到快速寻找声光电玩具来激发掉物寻找能力。

（4）适应新环境的能力较差。课堂观察发现，患儿经常哭闹不止，分析原因：一方面，是其哭闹时家长立即给予玩具等安抚，造成没有等待意识，所以要在与患儿互动过程中慢慢增长其等待的时间。另一方面，家庭生活环境单一，接触陌生人较少。另外，参照评估地图得知，患儿不能理解他人和自己之间的互动及交流，不能正确使用眼神、手势及声音等表达自己的需求；没有声音模仿的能力，所以总是用单一的哭闹的方式来表达。

**4. 近期目标**

（1）注意力延长至 30 秒以上。

（2）能有意识进行 10 个玩具匹配的操作。

（3）在半辅助之下，能完成 10 个简单动作模仿。

（4）能使用声音表达需求。

**5. 远期目标**

（1）能注视人和物 1 分钟。

（2）能够听懂生活中常用的 20 个指令。

（3）能够正确指认常见物 20 个。

（4）能模仿发单字和叠音。

**6. 训练计划**

（1）提高上课的兴趣，增加互动，延长对人对物时间。

①互动性游戏（望远镜、小虫子、拍手歌等）——通过肢体动作游戏关注老师，建立互动关系。

②贴画——贴脸上某部位使其去拿，延长对视时间。

③泡泡——喜欢泡泡能持续观察泡泡，注意力集中并能用手抓到。

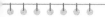 
（2）玩具操作。①通过强化物（小电话）建立掉物寻找和延迟反应的概念。例如拿着小电话按铃声吸引患儿的注意力，将强化物前后左右不同方位的掉落于地面让患儿去找。②简单教具操作的模仿（鼓 – 鼓槌、摇铃、摩天轮等），增加对玩具操作的理解（拍、抓、摸、敲、转等）。例如拍鼓，先拿音乐鼓打开音乐，吸引患儿的注意力，然后做"拍"的动作示范给患儿，等待患儿的反应 1～3 秒，如果没有主动伸手拍，就辅助其完成，反复多次练习之后，后期慢慢撤掉辅助，让患儿独立完成。其他玩具同理。

（3）观察和模仿能力。①大动作模仿：通过拍桌子、我要、谢谢、拍手等提高配合能力，首先示范练习，然后观察患儿是否做出，不能时加以辅助强化，多次练习。②声音模仿：啊、嗯、咳嗽、打喷嚏等声音。在给患儿吃食物或者给玩具的时候，多让患儿注意并观察老师嘴巴，可以慢慢地说"拿～拿""啊"或者其他简单的叠词，嘴唇动作可以大一些给患儿示范，然后可以给患儿 3～5 秒的反应时间，能出现模仿是最好的，即使有一点微微张开嘴巴的模仿，也要及时给予鼓励。以此方法来激发患儿声音模仿和使用声音表达动机的能力。③口唇动作模仿：模仿嘴部动作：咧嘴，张嘴，噘嘴等。

（4）物品的识别和卡片的观察。①对灯、门、垃圾桶、水果、动物模型等简单的常见物品的感知及操作。②跟随手势先看大片后看人脸，提高注意力和建立平面抽象的概念。

7. 家庭指导方案

（1）改善家庭带养方式：多陪伴患儿玩肢体游戏，提高患儿的互动能力和专注力，爸爸妈妈在家要和患儿进行交流，以幼儿语和叠词为主翻译患儿的动作、行为，注意生活中为患儿旁白解说发生的事情，从而建立良好的语言环境。

（2）巩固和提升已有知识：每天的上课内容回家及时复习巩固，量变到质变才能稳固基础。

（3）改变单一生活环境：带患儿接触大环境，激发对事物的好奇心和探索能力。

**8. 中期评估**

训练 9 个月后，患儿 1 岁 11 个月。根据 ACTED-Care 评估（图 13-2），不断调整训练计划，大概每 3 个月进步一个大的阶段，说明问题分析和训练行之有效，总结如下：

（1）交流态度明显变好，能够控制好情绪，能跟他人打招呼，进行简单社交。

（2）理解：由对物品机械性操作到匹配和选择，再到符号形式与指示内容的关系，实现了 4 级跳。由原来的事物事态理解困难第一阶段，提升到 3-2 阶段，图片选择 5/9+ 但 16 张选择受视觉搜索能力影响仍需加强。能执行生活中常用的语言指令。

（3）表达: 之前的训练计划全部完成，口唇动作模仿已趋于成熟，有时能够较主动地跟着大人进行字词的模仿，有时能够主动使用字词表达需求，如"抱抱"等。仍需继续激发主动表达动机。

（4）动作性课题能力较弱，有待提高。

**9. 调整目标**

（1）近期目标：①能在 9 张图片到 16 张图片中进行快速选择。②能通过 3-3 词汇阶段。③能进行单词命名。④能正确放置 6 块镶嵌板。

（2）远期目标：①理解扩展词汇到 150 词。②能使用单词句主动表达。③能正确放置 10 块镶嵌板。

**10. 训练计划**

（1）卡片的选择：①生活中大量认物，图片和实物的匹配选择数量继续增多、逐渐变难。学习过程中先告诉患儿事物的各种性质、功能用途等，等其熟练掌握后尝试在桌面放置 9 ～ 16 张图片进行选择，由实物图片选择开始，慢慢变成抽象图片选择，按照名称、用途等挑选，学习的同时增加词汇的仿说。②前期桌面上放置不同种类区别较大的卡片，慢慢再找同类的有些相似的图片，来提高视觉分辨、视觉搜索的能力。③在熟悉或不熟悉的环境里，按要求找出指定的事物。④看《就是找不到》等系列练习视觉搜索能力的书籍。

（2）学习颜色：将红、黄、蓝、绿四种颜色的物品进行分类匹配及挑选，固化记忆蓝天白云、红花绿草、黄香蕉等知识点，生活中随时强调，促进生活中颜色的迁移和泛化。

（3）分辨大小：分辨两个只有大小不一样其他都一样的物品，先由对大小差别大的物品区分再到对差别小的物品进行区分（大小动物模型、大小套娃等）。也可以演示大物品可以盖住小物品，或通过双手缓慢张开表示大，双手搭在一起做小圆表示小。固化记忆顺口溜"大象大，老鼠小……"。

（4）指认抽象图片中的身体部位。①选抽象的人物图片一张，指到图上某个身体部位的时候关联自己和家人的身体部位，看到小动物的身体部位时也适当迁移，让患儿知道身体各部位的功能，加深印象，能更好地分辨出来。②也可以和患儿一起用画笔在纸上画鼻子、眼睛、嘴巴、耳朵、手等让患儿指认，如果患儿不能完成，需辅助提示，多次反复练习直至能够理解指认。

（5）多种镶嵌板的操作。各种类别的（水果、蔬菜、动物、交通工具、数字等）镶嵌板趣味性操作，分类盒玩具、影子配对游戏、智慧盒玩具齐上阵，让患儿能够找对有底图的镶嵌板后也能很快迁移到没有底图的镶嵌板和平面图形。

（6）语言表达。①通过卡片或者患儿喜欢的任何事物，让单字单词的仿说贯穿生活和学习的始终，让主动说话成为一种习惯。②如玩吹泡泡来促进患儿的发音。当打开泡泡时可以说："打开。"准备吹的时候说："吹，飞喽～"等，丰富语音，例如汽车掉地上时引导患儿主动说"拿拿""汽车"等。

### 11. 再次评估

经过 3 个月，患儿 2 岁 1 个月，不断重复地学习积累，患儿能够把课堂学会的知识熟练应用到生活中，认知理解力和表达能力又实现了一次飞跃。再次进行 ACTED-Care 言语认知模块评估（图 13-2），可见多方面取得明显进步，具体总结如下。

（1）词汇量增加至 150 个以上。

（2）理解：通过 S-S 评估的 3-3 词汇阶段，颜色 4/4+，大小 +，动词 5/5+，身体部位 5/5+。

（3）表达：单词句比较稳定，除了能够命名物品名称以外，还能够熟练使用动词、大小、颜色、身体部位等词汇。双词句也开始使用，能在情景当中主动表达短句（吃苹果，洗手）等并且能泛化应用于日常。

（4）动作性课题：可以正确放置 10 种图形，可搭高积木。

### 12. 总结

（1）专业老师要有丰富的知识储备，这点很重要，在教学中不断分析调整计划，不断吸收新理念、新方法，灵活应用到课堂中，才能保证给予每一位小朋友高质量的教学。

（2）要善于与患儿沟通、善于与家长沟通、善于和伙伴们一起协作，为了实现共同目标而全力以赴，不放弃每一位小朋友的百变智慧老师，才能在不久的将来深深体会到那句话：付出就会有回报，努力才会有收获。

（3）每一个成功的案例，想要有良好的康复效果都离不开家庭、个体、机构和社会环境的共同努力！

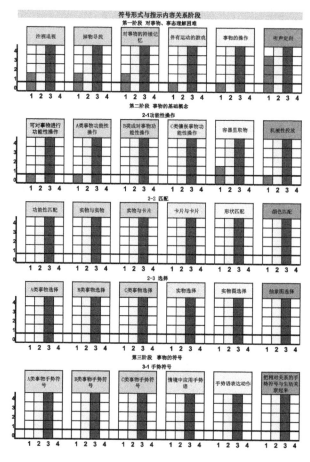

图 13-2　言语认知发育动态评估地图

## 疾病介绍

### 1. 脑积水概述

儿童脑积水是常见的小儿神经外科疾病，常因颅内出血导致脑脊液循环吸收障碍从而导致脑部积水，临床上一般伴有明显焦躁、易怒、精神萎靡、智力发育迟缓、囟门增高、头围增大、抬头及上视困难等临床表现，若得不到有效治疗，将影响患儿脑部智力和肢体运动发育，甚至导致终身智力和运动障碍，严重降低患儿日常生活质量。

### 2. 脑积水的治疗

脑积水患儿多采用手术加药物干预治疗，药物治疗主要控制脑脊液产生量、增强脑脊液吸收及排出，能在短期控制脑积水量；手术方式有利于降低患儿颅内压，根本上缓解患儿临床症状，使其恢复正常。

第三脑室底造瘘术在内镜高清视野下，将第三脑室与脚间池交通，使脑脊液分流更接近生理过程，创伤小，操作简单且并发症少，是理想的治疗脑积水手术方式。

### 3. 脑积水并发精神运动发育迟缓的干预

主要是采用运动和认知训练相结合等干预方式，有利于降低患儿发生认知障碍的风险，有利于提高生活质量。

## 鲍秀兰教授点评

脑积水患儿常常伴随运动和认知的全面落后，首先需要进行外科治疗避免持续积水对脑实质的压迫，从而改善临床症状。术后稳定后，就需要持续进行运动和认知的早期干预，逐步恢复并追赶上正常的发育水平。

### 参考文献

[1] 何芳,彭镜,尹飞.儿童中枢神经系统感染性疾病致颅高 压及脑积水的诊治进展.中国当代儿科杂志，2015，17（6）：549-553.

[2] 梁威，殷会咏，朱旭强，等.第三脑室底造瘘术后造瘘口脑脊液动力学变化.郑州大学学报（医学版），2013，48（5）：707-709.

（王一丹　李建颖　吴菊英　刘维民）

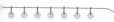 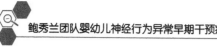 
# 病例 14  早产儿并发痉挛型双瘫

## 病历摘要

**【基本信息】**

患儿，男，1 岁 10 个月，孕 36$^{+3}$ W，G2P1，顺产，出生体重 2.5 kg，AGA，生理性黄疸，给予蓝光治疗。

母孕期情况：甲状腺功能亢进，口服药物，孕早期先兆流产，未治疗。

**【查体】**

视听反应可，主动伸手抓物可。拉坐竖头可。俯卧可手支撑，不能手膝支撑。弓背坐，可从坐位到俯卧位，会腹爬，不协调，不能扶站，不能侧向行走。内收肌角 90°，腘窝角 90°，足背屈角慢角 70°、快角 80°，腱反射引出。

**【实验室检查】**

MRI（8 个月）：髓鞘化稍落后。

**【诊断】**

早产儿并发痉挛型双瘫。

**【治疗过程】**

针对下肢肌张力高、运动发育落后，经过 7 个月训练，取得非常大的进步。

## 病例分析及治疗

【病例特点】

（1）患儿，男，1 岁 10 个月。

（2）早产儿，AGA，母孕期有甲状腺功能亢进，口服药物。

（3）体检提示：下肢肌张力高，大运动发育落后，体位转换能力不足。

（4）MRI 提示：髓鞘化稍落后。

【运动训练思路】

采用 ACTED-Care 评估系统中大运动模块进行全面评估，形成运动发育评估地图，依据评估地图分析问题出现的关键点，然后针对关键点制订训练计划，训练 4 个月后再次全面评估，调整训练计划，按"评估 – 训练 – 再评估 – 再训练"的模式，不断优化训练目标和计划，以达到最佳的训练效果。具体运动训练思路如下。

1. 兴趣和优势

（1）沟通理解能力好。

（2）学习能力强。

（3）目标明确。

（4）可盘腿坐。

（5）可腹爬。

2. 问题与挑战

（1）不能手膝爬行。

（2）不能独站。

（3）不能扶物行走。

（4）尖足。

### 3. 问题分析及依据

患儿 1 岁 10 个月，依据 ACTED-Care 大运动评估模块，绘制出大运动发育地图（图 14-1），结合问题分析如下。

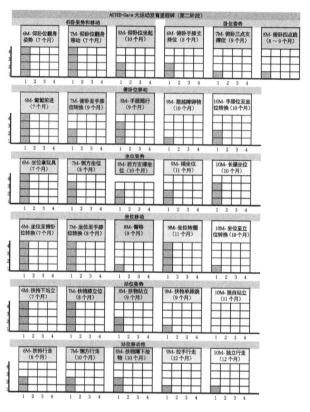

图 14-1　首次大运动发育评估地图

（1）不能手膝爬行：通过肌力肌张力评估，患儿整体肌力较弱，上肢手支撑能力差，不能手膝支撑，故影响手膝爬行。若提高手膝支撑能力，引导出重心转移，手膝支撑很快会出现。

（2）不能独站：患儿骨盆前倾，躯干伸展及控制能力欠佳，站立的时候重心在前，故不能独自站立。如躯干控制能力好，可有助于站立位的发展。

（3）不能扶物行走：患儿在扶物站立时，躯干前倾，髋关节极其不稳定，骨盆的左右重心转移弱，臀中肌力量欠佳，故不能向侧方迈步。躯干的控制能力弱直接会影响患儿的坐位、站立和行走，所以需要重点训练患儿躯干的控制能力和髋关节的稳定性。

（4）尖足：由于患儿小腿三头肌肌张力高，患儿站立的时候，有尖足状态。促进足背屈能力，可缓解尖足问题。

**4. 近期目标**

（1）促进躯干的伸展能力。

（2）促进俯卧位至手膝支撑的转换，促进手膝爬行。

（3）增加髋关节的稳定性及重心转移。

（4）缓解小腿三头肌肌张力。

**5. 远期目标**

（1）躯干及骨盆的稳定。

（2）扶物侧方行走。

（3）独站。

**6. 训练计划**

（1）躯干伸展训练：端坐位的稳定性。让患儿坐在一个与小腿高度一致的凳子上，拿一个患儿喜欢的玩具，向各个方向移动，让患儿够玩具并回到正中位。

（2）爬障碍：在患儿前方摆放楔形垫，前方放一玩具，引导患儿翻越障碍，诱发手膝支撑及手膝爬行。

（3）臀桥：在患儿肚子上方放一个玩具，患儿双腿屈膝，脚踩在地面上，引导患儿抬起屁股至腹部触碰到玩具，并维持 10 ～ 20 秒。

（4）仰卧位坐起：在患儿斜下方放一喜欢的玩具，引导患儿从仰卧位坐起来拿到玩具。

（5）膝立位、单膝立位：辅助患儿维持膝立位或单膝立位，引导患儿和家长抛接球。

（6）端坐位足背屈：让患儿坐在一个与膝部高度相近的凳子上，辅助患儿躯干挺直，双脚踩在地面上，固定一侧膝关节，使其足跟不能离开地面，在其手指上贴一个贴画，引导患儿抬起脚尖触碰到贴画，完成足背屈。

（7）侧方行走：让患儿扶持在条形床前，在其一侧尽头处放置一喜欢的玩具，引导患儿向侧方移动至玩具。

### 7. 中期评估

经过4个月训练，患儿2岁2个月，可见以下进步（图14-2）。

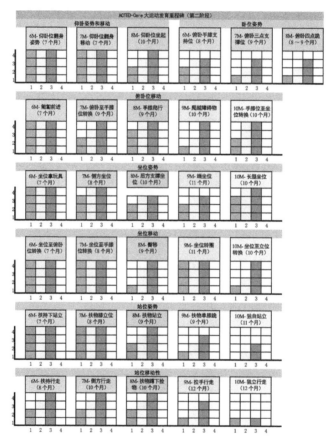

图14-2　大运动发育动态评估地图

（1）可在一点点辅助下完成仰卧位坐起。

（2）可独自扶条形床侧走。

（3）端坐位下躯干的伸展及控制能力有所进步。

（4）可独自爬越前方障碍，手膝爬行。

**8. 调整目标**

（1）各体位至立位的转换。

（2）提高核心力量。

（3）提高单腿负重能力。

（4）提高屈髋屈膝能力。

**9. 训练计划**

（1）膝立位与单膝立位的转换：让患儿保持膝立位，在患儿一侧膝关节前方放一个玩具，引导患儿屈髋屈膝把脚迈出来踢到玩具。

（2）膝立位至站立位转换：患儿保持膝立位，转换至单膝立位，再到站起来。

（3）坐位至立位转换：让患儿坐在与膝部高度相近的凳子上，在患儿上方放一个玩具，引导患儿站起来够玩具。

（4）核心控制训练：准备一个小推车，患儿膝立位双手抓住推车，下肢保持不动将小车推出去，保持肩、髋、膝在一条直线上，维持几秒，再将小车拉回来。

（5）仰卧起坐：让患儿在楔形垫高的一侧躺下，在患儿下方放一个玩具，引导患儿坐起来拿玩具。

（6）单腿负重：让患儿保持站立位，在患儿前方放一个小台阶，让患儿把一侧脚抬起放在台阶上，并保持。

（7）站立位屈髋屈膝：让患儿保持站立位，在患儿前方放一个小台阶，在台阶上放一个玩具，引导患儿抬脚触碰玩具，重复此动作。

**10. 再次评估**

经过 3 个月训练，患儿 2 岁 5 个月，再次进行 ACTED-Care 大运动评估（图 14-2），可见多方面取得明显进步，具体总结如下。

（1）可以扶着梯背架跪立位转换至站立位，且足的摆放较好。

（2）在一点辅助下可端坐位转换至站立位。

（3）脚踝处给一点辅助可站立位平衡5秒。

（4）足背屈的机会更多一些。

（5）躯干更稳定些，重心转移时躯干的代偿较少。

11. **总结**

（1）训练中要让患儿主动活动，发挥出最大的能力。

（2）核心力量的训练极为重要，其对后期行走的姿势影响极大，如核心控制不稳定，行走时会有多样的代偿。

（3）每节课要有主次重点之分，要明白现阶段最重要的目标是什么。

（4）引导患儿主动性的训练，效果会更明显。

## 疾病介绍

### 1. 小儿脑性瘫痪概述

小儿脑性瘫痪是指出生前至大脑发育尚未成熟期，由于各种原因导致的非进行性脑损伤形成以中枢性运动功能障碍和姿势异常为主要表现的综合征。脑瘫是引起儿童肢体残疾最主要的疾病之一，25%的脑瘫患儿无法行走，部分合并癫痫、认知障碍等。近年来的许多研究与实验结果显示胎儿期及新生儿期的脑血管病变、感染、大脑发育不良、代谢障碍、自身免疫和凝血功能异常等均能导致婴儿的大脑损伤，从而引起脑瘫。

随着产科保健和新生儿诊疗技术的不断发展与完善，脑瘫的发生率不仅没有降低，反而有明显的上升趋势。国外发达国家的流行病学调查资料表明小儿脑瘫发生率在2‰～2.5‰。

虽然75%的脑瘫病例无法确定准确的病因，但早产是目前发现的最主要的危险因素之一。瑞典的研究显示，脑瘫发病率在胎龄＜28周的婴儿中为77‰，28～31周为40‰，32～36周为7‰，

＞36 周为 1.1‰。脑瘫患儿中 25% 为早产儿。

脑瘫临床可分为痉挛型四肢瘫、痉挛型双瘫、痉挛型偏瘫、不随意运动型、共济失调型及混合型脑瘫，其中痉挛型双瘫是脑瘫的最常见类型。

**2. 痉挛型双瘫概述**

痉挛型双瘫是一种常见的神经系统后遗症，多发生于脑室周围白质软化之后。患儿表现有不同程度的动作延迟、异常步态及肌肉挛缩。这一肢残性疾病严重影响患儿的运动功能及社交能力。

**3. 痉挛型双瘫的临床表现**

（1）动作延迟：痉挛型双瘫主要影响下肢功能，损伤较重时也会影响躯干及肩部功能，由此将会导致爬行、坐位等能力获得延迟。

（2）异常步态：许多痉挛型双瘫的患儿可以用屈曲髋关节、膝关节方式来行走，反映了髋关节屈肌、膝关节屈肌的联合，同时这种行走模式也反映了拮抗肌的功能不足。足尖行走伴双侧足跖曲，也可在痉挛型双瘫患儿的最初行走中被观察到，这种行走方式源于跖屈肌的过度活动

（3）肌肉挛缩：以往研究发现能行走的痉挛型双瘫患儿中约有 1/3 发生了踝关节挛缩，并且踝关节挛缩的单独出现仅在轻微运动障碍的患儿中发生，大部分严重功能障碍的患儿将伴有臀肌和膝部肌肉的挛缩。亦有个别患儿未出现肌肉挛缩，原因可能是这种中枢性瘫痪会导致外周的不同表现。

**4. 痉挛型双瘫的治疗**

痉挛型双瘫的治疗目的是纠正异常的活动和姿势，减轻功能障碍，防止肢体挛缩和变形，促进正常运动发育，提高能力，争取回归社会。

**鲍秀兰教授点评**

本案例运用引导式与传统康复相结合，最大程度激发患儿的主动意识和潜能。痉挛型双瘫患儿在脑瘫中最为常见，在训练的过程中核心肌群力量练习是核心重点，分析每个阶段的重点问题并逐步解决，是患儿进步的关键所在。

### 参考文献

[1] 阎炯，刘念，张庆松 . 小儿脑性瘫痪病因学的研究进展 . 中国实用儿科杂志，2007，22（3）：231-233.

[2] 袁宝莉，郭亚乐 . 脑室周围白质软化致痉挛性双瘫的研究进展 . 国外医学：妇幼保健分册，2002，13（Z1）：239-241.

（吕天琦　王珍　刘维民）

# 病例 15　极早产儿Ⅳ级颅内出血并发左侧脑软化、脑积水及全面发育迟缓

## 病历摘要

【基本信息】

患儿，女，纠正 6 个月 5 天，孕 29$^{+2}$ W，G2P1，剖宫产，出生体重 1.12 kg，住院期间有颅内出血、新生儿坏死性小肠结肠炎、新生儿化脓性脑膜炎、新生儿败血症、肺炎、黄疸（ABO 溶血性黄疸）等。

【查体】

视听反应可，主动伸手抓物。拉坐竖头可。俯卧抬头 90°。不会翻身，不会坐。内收肌角 100°，腘窝角左侧 90°，右侧 100°，足背屈角 70°，腱反射引出。

【实验室检查】

MRI 显示：左侧额顶叶脑软化灶，左侧脑穿通畸形，脑出血，脑室内出血，双侧侧脑室及三脑室扩张，左侧侧脑室显著。

【诊断】

极早产儿Ⅳ级颅内出血并发左侧脑软化、脑积水及全面发育迟缓。

【治疗过程】

针对全面发育落后、姿势异常，进行了 6 个月的早期综合训练，疗效很好。

## 病例分析及治疗

【病例特点】

（1）患儿，女，纠正 6 个月 5 天。

（2）极早产儿，Ⅳ级颅内出血并发左侧脑软化、脑积水及全面发育迟缓脑，积水造瘘术后。

（3）查体提示：拉坐头控可，不会翻身，不会坐。右侧肢体活动不如左侧。

（4）MRI 提示：左侧额顶叶脑软化灶，左侧脑穿通畸形，脑出血，脑积水。

【早期综合训练思路】

采用 ACTED-Care 评估，形成早期综合发育地图，依据评估地图分析问题出现的关键点，然后针对关键点制订训练计划。训练 3 个月后再次全面评估，调整训练计划。按"评估 - 训练 - 再评估 - 再训练"模式，不断优化训练目标和计划，以达到最佳的训练效果。

1. 兴趣和优势

（1）喜欢看人脸、卡片。

（2）会咿呀说话，引逗时可微笑。

2. 问题与挑战

（1）头控弱。

（2）抓握玩具次数少，易放弃。

（3）无翻身意识。

3. 问题分析及依据

患儿纠正 6 个月 5 天，依据 ACTED-Care 早期发展评估模块，绘制早期发育地图（图 15-1），结合问题分析如下。

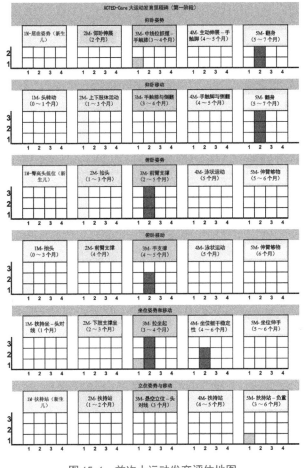

图 15-1 首次大运动发育评估地图

（1）头控弱。

ACTED-Care 模块评估提示该患儿存在运动能力不足、拉坐等环节中头部偏离中心超过 30° 问题，提示患儿头控弱，是由于力量弱导致的，故可通过基础力量训练和俯卧位支撑抬头训练达到促进头部与近端肢体关节提高能力的目的。

（2）抓握玩具次数少，易放弃。

原因分析一：和家长沟通得知患儿刚做了脑积水手术及造瘘手术，大部分时间躺在床上制动休息，没有尝试过练习。故推测与平时尝试逗引次数少有关。

原因分析二：ACTED-Care 模块评估提示该患儿可两手简单握住玩具并注视，但留握时间比较少，不能长时间进行，能力符合 4 个月左右水平，推测肩关节周围稳定装置未形成，肩周肌群力量弱，故可通过引导主动抓握及增加抓握次数、抓握不同重量的玩具来促进患儿抓握的主动性。

（3）无翻身意识。

原因分析一：患儿在家中从未俯卧位俯趴过，侧卧位也比较少，大部分时间均在仰卧位，对于动态的体位感知比较少，没有练习过。故需增加翻身和俯卧次数和时间。

原因分析二：因为根据 ACTED-Care 模块评估提示患儿未出现双手触膝及下肢不能长时间维持在中间位，没有出现侧方摆动，整体运动欲望相对较弱。推测肩带和骨盆带未分离，故可通过辅助翻身及建立翻身模式提高患儿的能动性及主动翻身能力。

### 4. 近期目标

（1）利用可长时间追视玩具去引导其俯卧位支撑抬头训练。

（2）利用患儿主动性较好，可做力量训练。

（3）根据患儿的适应能力较好，可做前庭功能训练。

### 5. 远期目标

（1）头部可保持中线。

（2）俯卧位可独自手支撑。

（3）能左右灵活翻身。

（4）提高纵向中线位抓握能力。

（5）独坐稳。

### 6. 训练计划

（1）头控训练（提高各种体位转换过程中头部维持直立，促进自主能力的提高及视觉持续追踪能力）。

①拉坐：让患儿处于仰卧位，跪于患儿下肢旁，进行扶肩起训练，

每次上课 10 个。

②俯卧位支撑抬头训练：可借助 15° 斜坡，辅助患儿做支撑及抬头练习，需要在患儿视线水平高度前方用玩具逗引其抬头，强化视觉持续追踪练习。一次 5 分钟，一天 2 次。

（2）中线位抓握训练（提高上下肢配合能力及手抱脚姿势长时间维持，可促进腹部力量提高）。

①手抱脚练习：可直接辅助患儿完成过程。一次 3 分钟，一天 3 次。

②手脚协调游戏练习：可用 8.5 寸球来训练，辅助患儿双腿夹住球后传递到胸部，引导双手快速抱球，提高此过程协调配合能力，一次 5 分钟，一天 2 次。

（3）翻身（提高患儿翻身模式建立及自主翻身感知觉发育的练习）。

①手控翻身：辅助上肢完成由仰卧位到俯卧位练习。

②腿控翻身：辅助下肢完成由仰卧位到俯卧位练习。

每种方法交替进行，一次 5 分钟，一天 2 次。

（4）坐位训练（增加坐位姿势适应及躯干伸展体会）。

①支撑坐：可撑在地垫上进行，一次 2 分钟，一天 3 次。

②扶物坐：在患儿两腿之间可放置大玩具，高度是患儿胸部水平位置，双上肢扶物坐，前方玩具逗引抬头，一次 3 分钟，一天 2 次。

（5）家庭前庭训练。

家长可使用床单进行，仰卧位前后、上下及左右方向摇晃，也可以抱着患儿做蹲起或者举高高、飞飞等练习，一次 5 分钟，一天 2 次。

**7. 中期评估**

经过 3 个月的训练，患儿纠正 9 个月，根据 ACTED-Care 评估（图 15-1），进一步调整早期综合训练方案。

8. 调整目标

（1）近期目标：①四点爬。②有控制地腹爬翻越障碍。③加大基础力量练习。

（2）远期目标：①四点爬稳。②可扶物侧走。③可控制自己的躯干做扶物蹲起。④减少左右两侧肢体活动过程中的差异性。

9. 训练计划

（1）加强右侧肢体伸展过程中本体刺激。

（2）均衡发展两侧的协调控制能力。

（3）加强右侧爬行过程中下肢屈髋伸髋协调及力量运用。

（4）减少躯干代偿运动。

（5）培养较好的参与游戏活动能力。

（6）提高在行走过程中的主动能力。

10. 再次评估

经过 3 个月训练，患儿纠正 1 岁，结果见图 15-2。

（1）四点爬灵活自如，可以爬越各种高度的障碍物，患儿肢体运用能力有较大的进步。

（2）可以扶平面、扶墙面进行侧走等活动，左右两侧差异性及控制能力均有了明显进步。

（3）独站时虽然会害怕但是可以独站 10 秒左右。

（4）会主动表达自己的情绪和需求，有意识叫爸爸、妈妈、狗狗等名词，动作模仿能力很好，可听懂简单指令，认识常用物品。

11. 总结

（1）提升患儿的感知觉通路、稳定肌肉张力发展、增加活动体能可以很好地帮助患儿提高能力。

（2）以上的训练结果可以证明，之前设定的假说成立，并且设定的方案符合之前患儿存在的主要问题，最终这些问题也被验证并解决。

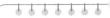

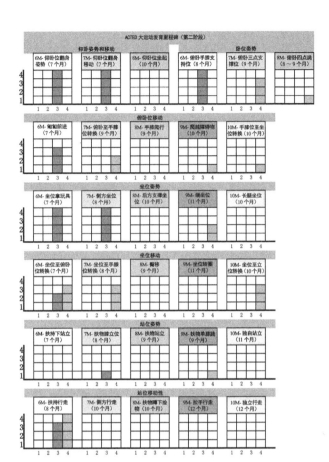

图 15-2　早期大运动发育动态评估地图

（3）在训练的过程中，以游戏互动的形式，利用患儿的兴趣优势，更容易引导患儿主动参与训练课程中。

## 疾病介绍

### 1. 新生儿颅内出血的概述

新生儿颅内出血是新生儿期常见的严重疾病，主要指脑内、脑室周围、脑室内出血，可导致神经系统后遗症甚至死亡。由于产科质量的提高，损伤引起的新生儿颅内出血发生率明显降低，而随着NICU 的发展，早产儿尤其是极低出生体重儿和超低出生体重儿的存

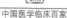

活率明显提高，但早产儿颅内出血发生率并未呈下降趋势。

**2. 新生儿颅内出血的临床分型**

临床主要有5种类型：①硬膜下出血；②原发性蛛网膜下腔出血；③小脑出血；④脑室内出血；⑤各种脑实质出血（除外小脑出血）。足月儿和早产儿发生颅内出血的部位及发生率存在差异，足月儿颅内出血发生于硬膜下、脑室内、脑实质等，但发生率较低；早产儿颅内出血可发生于室管膜下生发层基质、脑室周围、脉络膜丛、脑室系统、大脑实质和小脑，其中室管膜下生发层基质出血最为常见，小脑出血较少见。

**3. 硬膜下出血概述**

多见于足月儿，常因损伤导致，随着产科质量提高，硬膜下出血发生率已明显下降。除外产伤，凝血功能障碍也是导致硬膜下出血的主要原因，产前因素亦可导致硬膜下出血。出血量少者可无症状，或仅表现为兴奋、激惹。出血量多者早期可表现为不明原因的面色苍白、表情淡漠、发绀、哭叫无力、烦躁、呕吐等，在24小时后出现偏瘫、惊厥、斜视、瞳孔对光反射减弱或消失、瞳孔扩大等神经系统症状及体征，严重者可以发生脑疝甚至死亡。无症状性新生儿硬膜下出血，可在数月后发生慢性硬膜下积液，大多数患儿在生后6个月出现头围增大，但其预后良好。轻度出血者多采取保守治疗，治愈后不留任何后遗症。严重出血者如出现脑疝等，需要立即手术治疗。严重出血者预后较差，死亡率较高，存活者常会留有后遗症或发生脑积水。

**4. 原发性蛛网膜下腔出血概述**

新生儿蛛网膜下腔出血可分为原发性和继发性。原发性指血液来源于蛛网膜下腔。继发性指其他部位如硬膜下、脑室内或小脑出血流入蛛网膜下腔，或由于血管畸形、凝血功能障碍等引起的出血。新生儿原发性蛛网膜下腔出血发病机制不清楚，多与损伤和早产有关，出血部位主要位于大脑凸面的后方及颅后窝。新生儿原发性蛛网膜下腔出血临床表现各异。轻者可无症状或仅有易激惹，此种类型最常见；有的出现惊厥，常见于足月儿，惊厥发作期间可无其他临床表现；也有急剧恶化型，此种类型比较少见，一般大量出血时出现，患儿常有严重的围生期窒息缺氧史或产伤史，可出现昏迷、呼吸功能不全、惊厥、反射消失、四肢松软等。与成人不同，新生儿原发性蛛网膜下腔出血多为小静脉，高颅压及脑干受压表现不明显。轻微症状或单纯表现惊厥者一般预后良好，急剧恶化型常导致死亡或遗留严重神经系统后遗症。脑积水为其主要的后遗症。

**5. 脑室内出血概述**

主要见于早产儿，早产儿出血部位为脑室内生发层基质，足月儿出血部位主要为脉络膜。在孕周＜ 30 周的早产儿中，生发层基质 – 脑室内出血发生率为 10% ～ 20%。按照 Papile 法，脑室内出血可分为 4 级。Ⅰ级为单或双侧室管膜下出血，Ⅱ级为脑室内出血，无脑室扩张，Ⅲ级为脑室内出血伴脑室扩张，Ⅳ级为脑室内出血伴脑实质出血。早产儿脑室内出血约半数发生于生后第 1 天，90% 发生于生后 72 小时内，临床表现各异，最为常见的是临床稳定型，其最为特征性的表现为不明原因的血细胞比容下降，或输血后不上升，神经系统异常表现不太明显，约 75% 的患儿可发现神经系统异常体征，25% ～ 50% 的患儿无任何异常表现。临床比较常见的还有继续进展型，表现为意识改变、活动减少、肌张力低、眼部活动异常、呼吸功能紊乱等，病情在数小时到数日内呈跳跃式进展。急剧恶化型临床少见，但病情危重，进展快，表现为昏迷、呼吸不规则、呼吸暂停、惊厥、瞳孔对光反射消失、四肢松软等。15% 的生发层基质 – 脑室内出血可合并脑实质（脑室周围白质）出血坏死，胎龄越小，出生体重越轻，发生率越高，坏死部位多在侧脑室外角背外侧，约半数可发生癫痫。50% 的脑室内出血患儿可发生出血后脑室扩张，神经系统后遗症的发生率较高、预后差，其中半数为进行性的脑室扩张，最后导致严重的脑积水，20%～40%的患儿需要进行永久性脑室–腹腔引流。严重的脑室内出血还可导致脑桥、丘脑、基底节和海马等结构的神经元坏死，遗留神经系统后遗症。脑室内出血的远期预后与胎龄、出血程度、出血范围以及脑实质受累的程度、部位有关，胎龄越小，出血越严重，出血范围越广泛，预后越差。广泛性损伤较局部损伤预后差；位于顶叶（三角区）的单侧脑室周围白质损伤较位于额叶的病变预后差；双侧出血后梗死较单侧出血后梗死预后差。足月儿脑室内出血多为产伤引起，约25%足月儿脑室内出血无明显病因。因产伤、窒息引起者，生后第1～2天即有明显异常表现，可遗留神经系统后遗症。无明显病因者常在生后2～4周出现异常表现，预后良好。因丘脑出血引起者预后不佳，约83%可发生脑瘫。

### 6. 小脑出血概述

小脑出血多见于早产儿，病因多与损伤或与早产有关的循环功能障碍有关。主要表现为呼吸暂停或呼吸不规则、眼球活动受限、斜视、阵发性肢体强直、前囟张力增高、颅缝分离等，严重者可导致死亡。早产儿预后较差，死亡率高。足月儿多数可存活，但有后遗症，包括运动障碍、智力障碍、脑积水等。

新生儿颅内出血临床表现各异，多通过临床表现结合头颅影像学确诊，早发现、早诊断、早治疗，可改善预后。

## 📋 鲍秀兰教授点评

早产儿的早期干预，尤其在早期，安全依恋关系的建立、良好的睡眠、正确的体位管理、营养监测、减少各种治疗压力等更加重要。在没有脑损伤依据，没有异常临床表现的情况下，早期干预过程也是一个追赶过程，家长在专业人员指导下，在家中有目标地训练追赶，才能最大化减少后遗症发生。本例早产儿因为有严重的并发症，脑损伤严重，临床表现也出现异常，需要由专业人员强化训练，开展多感官刺激和运动训练，并和家庭配合一起努力，最终取得非常好的效果。

## 参考文献

[1] 邵肖梅，周文浩 . 胎儿和新生儿脑损伤 . 2 版 . 上海：上海科技教育出版社，2017.

[2] ZAMORA C，SAMS C，CORNEA E A，等 . 无症状新生儿硬膜下出血：2 年后神经发育结果和 MRI 表现 . 国际医学放射学杂志，2021，44（2）：230-231.

[3] 张本金，唐国红 . 新生儿硬膜下出血的诊治分析 . 中国医药指南，2013，11（34）：306，308.

[4] 高华，蔡妮，赖龙龙 . 54 例新生儿原发性蛛网膜下腔出血临床分析 . 国际医药卫生导报，2003，9（20）：15-16.

（薛荣荣　朱晓文　吴菊英　刘维民）

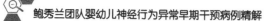

# 病例 16　极早产儿合并半侧脑软化并发偏瘫

## 病历摘要

### 【基本信息】

患儿，女，纠正 8 个月，实足年龄 10 个月，孕 $31^{+6}$ W，G2P1，剖宫产，出生体重 1.8 kg，AGA。有生后窒息抢救史，阿氏评分 1 分钟 6 分、5 分钟 7 分、10 分钟 8 分；有胎儿宫内窘迫史。

### 【查体】

视听反应灵敏。右手主动抓物意识较差，握拳多，拇指内收，捏小东西不如左手灵活。独坐稳，会腹爬，爬行时左侧肢体欠协调，内收肌角 130°、腘窝角右侧 130°、左侧 150°、足背屈角 70°、右侧稍抵抗，膝反射引出。

### 【实验室检查】

MRI：左侧额顶颞岛叶软化灶。

### 【诊断】

极早产儿合并半侧脑软化并发偏瘫。

### 【治疗过程】

针对右侧上肢痉挛型瘫痪，经过 12 个月作业治疗，取得明显进步。

## 病例分析及治疗

### 【病例特点】

（1）患儿，女，纠正 8 个月。

（2）极早产儿，合并半侧脑软化并发偏瘫。

（3）查体显示右侧上下肢肌张力高，右侧肢体活动不如左侧。

（4）头颅 MRI 提示左侧额顶颞岛叶软化灶。

【作业训练思路】

采用 ACTED-Care 评估体系中精细运动模块进行全面评估，形成精细运动发育评估地图，依据精细运动发育地图分析问题出现的关键节点，然后针对关键节点制订训练计划，训练 6 个月后再次全面评估，调整训练计划。按照"评估 – 训练 – 再评估 – 再训练"的模式，不断优化训练目标和计划，从而达到最佳训练效果。具体训练思路如下。

**1. 兴趣和优势。**

（1）喜欢看书。

（2）喜欢有音乐的小琴。

（3）健侧主动意识好。

**2. 问题与挑战**

（1）认生，情绪不稳定，易哭闹。

（2）有较强的患侧保护意识，主动活动极少。

（3）患侧肩打开不充分，肘关节紧张屈曲明显，前臂旋前，垂腕。

（4）患侧手握拳，拇指内收，不能三指捏。

（5）玩具换手不灵活，双手合拢短暂。

**3. 问题分析及依据**

患儿纠正 8 个月，依据 ACTED-Care 精细运动评估模块，绘制出精细运动发育地图（图 16-1），结合问题分析如下：

（1）认生，情绪不稳定，依恋家人，易哭闹。有较强的患侧保护意识。

原因分析一：根据触诊和观察评估，患儿右侧肌张力高，右侧上肢活动受限，抓握、操作能力不足，所以可通过手法缓解肌张力，改善异常姿势，促进正确的运动模式，缩小左右差。与患儿建立良好的联系前提下，增加与患儿的互动，提高其患侧主动活动的意愿，减少其患侧保护意识。

原因分析二：通过了解和观察，因为左右差明显，家长比较着急，有时强行控制健手，总是提醒用患侧。为了患儿不逆反，和家长沟通了训练原则及技巧性操作，开始患侧辅助，不强行控制健手，慢慢提高患侧参与度。

（2）患侧肩打开不充分、肩内收，肘关节紧张屈曲明显，前臂旋前，垂腕。

原因分析一：根据临床观察，患儿右上肢肌张力高，肩关节、肘关节活动度小，前臂旋后和腕背伸受限，从而限制上肢的动作。故可以通过引导患侧肩关节屈曲、后伸、外展、中线、过中线等活动来提高肩关节活动度，引导伸肘、抬腕、旋后的活动。

原因分析二：身体近端肩肘腕关节的活动范围和运动模式有所改善，为后期远端手抓握和操作能力做准备。

（3）患侧手握拳，拇指内收，不会桡侧抓。

原因分析一：ACTED-Care 二阶段抓握方式模块评估提食指捏意识不足，发现患儿抓握积木的方式为小指、无名指和手掌，尺侧抓握，故可以先引导桡侧抓和对掌的能力，来提高抓握姿势。

原因分析二：通过观察评估发现患儿拇指内收，限制了三指捏，因此我们通过手法和一些活动诱导拇指外展，为三指捏做准备。

（4）玩具换手不灵活，双手合拢短暂。

原因分析一：ACTED-Care 二阶段模块评估提示释放技能不灵活，双手不能准确传递物品，故可以通过手法和教具促进手打开能力，进一步提高双手倒手换手的能力。

原因分析二：ACTED-Care 二阶段模块评估提示双手合拢及坐位伸手臂能力不足。观察发现肩胛紧张，右侧活动时耸肩，不能过中线。

故可以引导右侧肩与躯干、大臂与小臂、前臂和手的分离运动及过中线活动，从而提高倒手能力。

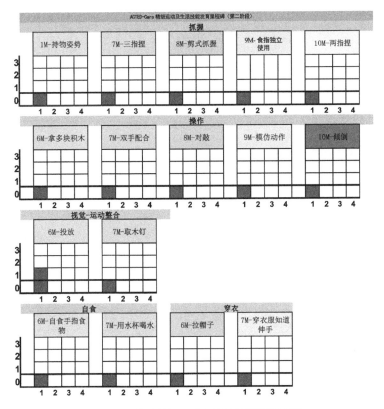

图 16-1　首次精细运动和生活技能评估地图

### 4. 近期目标

（1）与患儿建立良好关系，缓解右侧保护意识。

（2）扩大右侧肩、肘、前臂、腕关节的活动度，促进上肢的分离运动。

（3）右侧上肢伸展性活动，达到能够到鼻子、耳朵、头顶。

（4）增加右侧拇指外展、大把抓、柱状抓。

### 5. 远期目标

（1）进一步促进前臂中立位。

（2）促进手指的伸展及能做桡侧抓物、食指分离运动。

（3）对敲、投放、插、自食等。

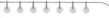

（4）缩小左右差。

6. 训练计划

（1）缓解并消除右侧保护意识：无论是辅助健侧还是抓拿玩具，目的都是先让右侧手利用起来。

（2）提高患侧主动意识：从右侧诱导患儿伸展右侧上肢，不刻意去抑制左侧（健侧）玩玩具，提示用右手帮忙辅助。

（3）柱状抓握：利用木钉板或者洞洞板，来练习柱状抓握，拔插圆柱体的小棍。

（4）患侧上肢伸展性够物：通过盖丝巾，让患儿从高处拿下丝巾的游戏练习右侧上肢上举。

（5）双上肢共上举：双上肢共同伸展套彩虹套圈，在患儿达到最大的活动度时辅助患儿上肢伸展至最大范围。

（6）手法放松：在训练过程中，多次进行上肢以及手部放松活动，练习右手伸展能力，减轻右手握拳的姿势。

（7）练习手指伸展能力：双手共同抱杯子保持，来练习大把抓的能力，先抓杯子，然后过渡到大块的积木、彩虹塔。

7. 中期评估

经过 6 个月训练，患儿纠正 1 岁 2 个月，进行 ACTED-Care 精细运动模块评估，首次设定的长期目标基本实现（图 16-2），由此可见，前期对患儿精细运动问题分析准确，训练方向和训练计划正确。接下来将设定新目标，调整训练计划。

8. 调整目标

（1）近期目标：①继续完善右上肢各关节分离运动。②肩胛的稳定和控制，避免操作玩具时出现代偿动作。③前臂自主旋后。④腕关节自主背伸，且五指可保持伸展位。⑤腕关节桡侧活动。⑥拇指可单独外展。

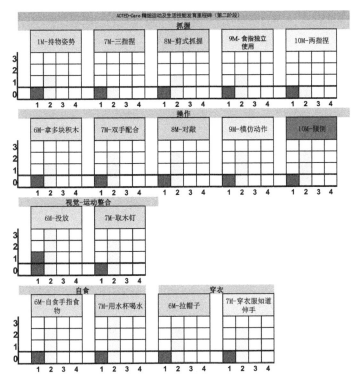

图 16-2　精细运动和生活技能动态评估地图

（2）远期目标：①抓握：食指单独伸展，三指捏。②操作：柱状握笔，仿画线条。③双手配合：串中号珠子，积木叠高8块。④自食：指捏汤匙舀食物入口。

**9. 训练计划**

（1）肩胛骨：操作玩具时肩胛骨自然放松，并且增加双手配合的操作。

（2）前臂：促进前臂旋后。

（3）腕关节背伸：放置教具促进抬腕。

（4）促进分离运动：双手共同伸展叠高套圈，抑制联合反应。

（5）三指捏：准备立方体拼插积木，辅助患儿用拇指、食指、中指，让其拔开，逐渐减小辅助，以令其增加力量，并且保持抓握姿势。

（6）食指分离：将小贴画贴在食指上让患儿观察，辅助患儿将其余四指收起，治疗师可以辅助患儿用食指进行电话玩具按钮的点按。

（7）涂鸦：辅助患儿用右手握笔涂涂画画、画横线或竖线，鼓励患儿，给予其自信，使患儿能模仿画横线和竖线，可以独自完成画相似的线条。

（8）自食：用比较深的勺子将小块的积木从碗中盛出，在有人帮助控制勺子的情况下持勺进食。

10. 再次评估

经过 6 个月训练，现患儿 1 岁 8 个月，取得明显进步，具体表现如下。

（1）情绪稳定。

（2）肩胛骨操作玩具时，代偿姿势不明显。

（3）前臂自主旋后。

（4）腕关节可以自主腕背伸，且五指保持伸展位。

（5）三指捏，钳式抓握，拇指可单独外展，食指可单独运用。

（6）柱状握笔，仿画线条。

（7）串大号珠子，积木叠高 8 块。

（8）自食：指捏汤匙舀食物入口。

11. 总结

（1）患儿从刚开始患侧自我保护意识强、右侧肢体不愿意参与活动到后来左右差明显缩小，双手配合较好，可串大号珠子，取得了可喜的进步。

（2）针对偏瘫的患儿，我们不能限制健侧，只练习患侧，这样患儿会没有成就感，容易产生逆反心理。健侧也在发展中，开始我们可以让患侧辅助，健侧操作，增加患侧主动活动意识，减轻患手握拳状态，慢慢增加患侧使用频率，随着左右差明显缩小，可以加强患侧练习及双手协调运动。

## 疾病介绍

### 1. 儿童偏瘫概述

脑性瘫痪是一组持续存在的中枢性运动和姿势发育障碍、活动受限综合征，这种综合征是由于发育中的胎儿或婴幼儿脑部非进行性损伤所致。而偏瘫是脑瘫最常见类型之一，多数偏瘫儿童均能完成独立转移与社区行走，有的步行能力良好，主要的后遗症为单侧上肢功能障碍，但最终的结果是双手同时使用的能力不足，进而影响生活质量，并会随着年龄增长对其学习、工作活动产生广泛影响。

### 2. 儿童偏瘫治疗方法

近几年双侧上肢任务导向性训练强制诱导运动疗法、手－臂双侧强化训练在临床被广泛采用。近年来，建立在计算机技术基础上的治疗设备不断丰富临床的介入手段，数字 OT 训练系统就是其一。

强制诱导运动疗法的核心是限制健侧的同时，对患侧上肢进行有目的的塑形训练。依据脑的可塑性，可通过集中重复强化训练引起控制患肢的对侧皮质代表区扩大、同侧皮质募集，使功能依赖性皮质重组，从而改变患侧上肢失用性强化过程（习得性废用），使废用的肢体变成具有功能的肢体。

手－臂双侧强化训练是以活动为基础、任务为导向的作业疗法，其在保持强制诱导运动疗法的基础上优先考虑双手协调能力，并改善双向协调（包括时间和空间协调）的不足，从而改善偏瘫型脑瘫患儿的上肢功能和日常生活活动能力评定技能。两侧上肢进行任务强化及塑形训练，要求偏瘫儿童双手有相等的使用机会，两侧上肢不断调整相互适应，共同参与作业活动来提高其协调能力。Cauraugh 等研究表明双手有目的重复性作业活动能够激活患侧新的皮质脊髓通路，增强对侧半球的控制能力以及促使抑制机制的正常化。

常规的康复治疗训练中，根据双侧上肢任务导向性训练评估结果，制定具有功能性的短期目标。分析儿童完成目标活动中所存在的异常姿势与成分缺失，设计具体的任务活动进行训练。

数字 OT 训练系统作为一个专业化的医疗设备，其上肢评估与训练模块的触屏游戏具备丰富色彩的画面、不同频率的音乐、时刻变换的光线、不断变化的场景等因素，能够吸引儿童将更多的注意力投入到训练中。

### 3. 不同方法适应人群及干预方案

强制诱导运动疗法原始干预方案要求受损侧上肢接受强化、重复的任务练习和塑形，这样的练习大多为单调的、更加适合成人的功能性任务，难以持续吸引儿童的兴趣，因此强制诱导运动疗法更多地在＞ 2 岁的儿童和青少年中使用。手－臂双侧强化训练除了适用于偏瘫儿童以外，也适用于双手控制能力同时受损的人群。同时接受手－臂双侧强化训练的儿童必须拥有一定的认知能力，能够理解参与该项训练的目的，训练活动符合患儿的兴趣爱好，使其能够积极配合。

数字 OT 训练系统对儿童年龄认知能力有一定要求，对于婴儿和重度偏瘫有限制。

双侧上肢任务导向性训练基本训练方法包括：促进双侧上肢伸展活动，如双侧上肢向不同的方向、高度套圈或投放物品，双手交替翻书页；双手精细协调活动，如拼切仿真水果、拼插乐高积木、玩玩具串珠、拧瓶盖、钓鱼板等活动。这个方法适合全年龄段的儿童及成人，小年龄组干预更适合此方法，分析患儿兴趣和优势，结合当前发育和问题，给予适当的有挑战性的任务活动，儿童的参与度好，效果自然好。

### 4. 总结

为了临床有效性，合适阶段辨别使用或结合运用合适方法，才能事半功倍！从支配精细运动的中枢神经系统分布范围较下肢的粗大运动分布范围广泛的脑功能分区上看，偏瘫侧上肢的训练要付出比爬和走更多的努力！所以在婴幼儿期尽早介入作业治疗尤为重要。小年龄段为保证双侧功能同时发育，早期以活动为基础、任务为导向，结合兴趣和认知能力，鼓励小儿更多地使用双手主动或辅助主动参与活动训练，适时的增加或强化患侧的使用，逐渐缩小左右差，提升双手协调能力。

## 鲍秀兰教授点评

患儿自我保护意识特别强，患侧不配合，显然采用强制诱导运动疗法不合适此患儿，训练师采用手 – 臂双侧强化训练以活动为基础、任务为导向的作业疗法，并让家长在生活中巩固患儿患侧能力，取得了非常好疗效。家长需要注意的是，日常生活中应最大程度的引导患侧使用，只有当患侧能力达到自如使用时才是真正的康复，如果患儿需要在提醒下才使用患侧，意味着离真正康复还很远，需要继续坚持训练。

### 参考文献

[1] 吴蕴．强制诱导运动疗法和手 - 臂双侧强化训练在痉挛型偏瘫儿童上肢功能干预中的运用．中国儿童保健杂志，2021，29（4）：401-404.

[2] 梁玉琼，李晓捷，朱琳．改良强制诱导运动疗法和手 - 臂双侧强化训练对痉挛型偏瘫儿童上肢功能疗效对比研究．中国儿童保健杂志，2019，27（12）：1313-1316.

[3] 朱如乔，莫昊风，姜积华，等．数字 OT 训练系统对痉挛型偏瘫脑瘫儿童精细运动功能的疗效观察．中国康复，2020，35（9）：480-483.

（张鑫红　吴菊英　刘维民）

# 病例 17　极早产儿脑室周围白质软化并发脑瘫及智力低下

## 病历摘要

### 【基本信息】

患儿，女，纠正 12 个月，实足月龄 15 个月。孕周 28$^{+5}$ W，G1P1，顺产，出生体重 1.32 kg，AGA，有新生儿颅内出血史。

### 【查体】

视听反应好，与人眼神交流好，上肢较紧，有主动伸手抓物意识，不会有意识玩玩具，东西掉落不会寻找，听不懂简单指令，不会模仿，直腰坐不能，内收肌角 80°，腘窝角 90°，足背屈角快角 90°、慢角 70°，膝反射可引出。直立悬垂下肢紧张。

### 【实验室检查】

（1）头颅 MRI：脑室周围白质软化症。

（2）视听诱发电位：正常。

### 【诊断】

极早产儿脑室周围白质软化并发脑瘫及智力低下。

### 【治疗过程】

针对认知语言发育落后，进行 9 个月的言语认知训练，取得很好效果。

病例分析及治疗

【病例特点】

（1）患儿，女，孕 $28^{+5}$ W，纠正 12 个月，实足月龄 15 个月。

（2）极早产儿、新生儿颅内出血、脑室周围白质软化症。

（3）体检提示全面发育落后，四肢肌张力高。

（4）MRI 提示脑室周围白质软化。

【言语认知训练思路】

采用 ACTED-Care 评估体系中言语认知模块进行全面评估，形成言语认知发育评估地图，依据评估地图分析问题出现的关键节点，然后针对关键节点制订训练计划，训练 6 个月后再次全面评估，调整训练计划。按"评估 – 训练 – 再评估 – 再训练"的模式，不断优化训练目标和计划，以达到最佳的训练效果。具体早期干预训练如下。

**1. 兴趣和优势**

（1）喜欢听儿歌。

（2）追视追听可。

（3）交流态度良好。

（4）叫名字有反应。

（5）有主动伸手抓物的意识。

**2. 问题与挑战**

（1）不会玩玩具。

（2）听不懂简单指令。

（3）不能够安坐，急躁。

**3. 问题分析及依据**

患儿纠正 1 岁，依据 ACTED-Care 言语认知评估模块，绘制出言语认知发育地图（图 17-1），结合问题分析如下。

（1）不会玩玩具。

原因分析一：依据发育地图可以看出，患儿处于事物事态理解困难的第一阶段，不会机械性操作玩具，不会掉物寻找，没有延迟反应，听声定位能力也很弱，自然就更不会知道玩具是怎么玩的。

原因分析二：患儿肌张力很高，受张力影响双手无法自如控制玩玩具，因此需转介给 OT、PT、中医几个部门合作配合进行降低肌张力的训练。

（2）听不懂简单指令。

原因分析一：依据发育地图可以看出，患儿模仿能力很弱，不能进行简单操弄物件模仿，不能进行大肢体动作、精细动作和声音的模仿，而人们是在不断的学习和模仿中巩固、应用，最终实现对指令和事物的真正理解的。因此提高患儿的模仿和理解尤为重要。

原因分析二：通过观察得知家庭环境代养方面，家长没有清晰定位患儿的能力，总是给患儿讲很长很长的一段一段的话，因此要进行家庭代养指导，对重点单词水平给予大量语言环境输入。

（3）不能够安坐，急躁。

原因分析一：通过课堂观察发现，患儿由于肌张力偏高，大运动能力较弱，还不会坐，因此课上需要以家长抱着和躺在垫子上交替的方式进行学习和训练。

原因分析二：患儿家人在患儿想要东西时满足太快，也不会帮患儿在有需求时使用声音、手势和适当的语言做表达，导致患儿不会等待，总是很急躁，总是晃动无法安坐，注意力短暂。及时家庭指导，帮助患儿学会使用声音、手势表达及适当等待。

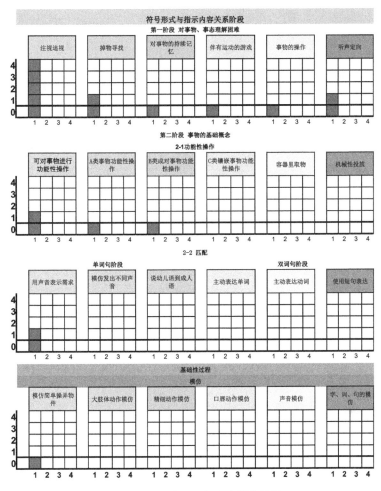

图 17-1　首次言语认知发育评估地图

## 4. 近期目标

（1）能够机械性操作 10 个玩具。

（2）能够及时寻找掉物。

（3）能够移开藏东西的纱巾（延迟反应）。

（4）能够进行 3 个大肢体动作模仿。

## 5. 远期目标

（1）能够模仿 20 个动作。

（2）能够正确指认 10 样实物。

（3）能够听懂 10 个指令。

（4）能够用声音表达需求。

6. 训练计划

（1）机械性操作玩具。

利用音乐鼓、音乐琴、沙锤、摩天轮、积木等教具，学习各教具的玩法、练习功能性操作，例如拍鼓，先拿音乐鼓，打开音乐，吸引患儿的注意，然后做"拍"的动作，示范给患儿看，之后，等待 1～3 秒，看患儿的反馈，如果没有主动伸手拍，就辅助完成，后期慢慢撤掉辅助，让患儿独立完成；如果患儿着急伸手要鼓，就帮助患儿表达"拿拿"后给她玩一会，或玩拍鼓时离患儿远一点示范，避免着急抢到，而不看老师示范。其他玩具操作同种方法，虽是练习操作玩具，但动机激发、手势语和声音表达贯穿课程始终。

（2）延迟反应。

选一个患儿最喜欢的物品，慢慢演示将物品放在手心，示范后让其拿取，等其熟练并明白意思后，将物品握住一大部分，留下一小部分让其找寻，之后逐渐增加难度，一只手握住整个玩具，让其找寻。全部成功后，伸出双手，将患儿喜欢的玩具缓慢移动后放在其中一只手里，让其找寻。

训练迁移能力时，可以用纱巾盖上患儿喜欢的玩具，最终实现她掀开纱巾，拿到喜欢的玩具。游戏过程中随时鼓励和强化。

小纱巾来吸引患儿的注意力，提高患儿对小纱巾的兴趣，之后和患儿进行一个抢纱巾的游戏，以此来提高患儿的反应速度。

（3）掉物寻找。①用声光玩具引起患儿的关注；②在她的左右两侧缓慢移动玩具，引导找寻练习；③逐渐过渡到没有声光的玩具掉落在地上后找寻。

（4）学习手势语。①使用患儿喜欢的玩偶来学习"握手、拜拜、谢谢"等手势语，例如练习"谢谢"这个手势语，可以拿一个强化物，大量示范双手抱拳做谢谢的手势语，并辅助患儿做出抱拳的手势语，边抱拳边唱自编的谢谢儿歌，唱完把强化物给她。多次示范后，便能建立做抱拳谢谢的手势后可以得到喜欢的东西的意识，多次练习便能形成固化的使用谢谢手势表达想要的需求。②日常生活中的"拜拜""指一指""没有"等很多手势语，只要有合适的情景都要大量使用，结合生活使用将来才能真正应用和习得这个技能。

（5）动作模仿。①使用仿真娃娃来学习"摸摸头""拍拍肚子""踢踢脚"等模仿动作，例如，拍拍肚子，先示范拍拍娃娃的肚子，再引导患儿去拍拍娃娃的肚子，然后泛化患儿拍拍自己的肚子。②将生活中大量动作展示给患儿看，诱导她模仿更多的动作，比如开冰箱、擦桌子、磕鸡蛋，扔垃圾等。

（6）感知生活中的日常用品，增加词汇量。①从兴趣入手，通过多感官相结合的方式感知常见的生活用品、水果、蔬菜、小动物等来增加患儿的词汇量。②使用水果、蔬菜和小动物模型或水果切切看等玩具，通过摸摸、切切、扔一扔、找一找、玩一玩、学动物叫声、说儿歌等方式，让患儿对这些物品感兴趣，兴趣越浓，了解越深，重复出现的物品一定是印象最深的，最终达到理解和记住的目的。

（7）听指令做动作。方法：在下达指令之后，让患儿做相应的动作，例如踢踢脚。

（8）指认五官。使用娃娃玩具来认识他人和自己的五官及身体部位。①模仿摸娃娃各身体部位，模仿摸的同时语言解说五官名称。②用患儿的手指治疗师的嘴巴，然后假装轻轻咬她的手指，发出吃东西的声音，指鼻子时可以做出打喷嚏的动作，发出"阿嚏"的怪声，指眼睛时发出很疼的"哎哟"声音，由于患儿喜欢夸张的表情和奇怪的声音，所以指五官的行为会被强化。③正确指认 1～3 个喜欢的五官。④独立指认自己和他人的五官。

（9）匹配的练习。①大量示范操作帽子戴头上，杯子喝水，梳子梳头，鞋穿脚上，牙刷刷牙，彩虹塔圈套在柱子上等给患儿看。②给予图片和实物匹配的环境，老师出示实物照片的卡片，指指卡片的鸭子后再指玩具鸭匹配，告诉患儿是一样的鸭鸭；指指图片衣服后再揪揪患儿的衣服，说出是一样的衣服。同理做其他物品和实物的匹配示范。使患儿能够看到卡片上的鸭子就找一样的下蛋鸭玩具，看到图上的鞋就看自己的鞋等。③让患儿独立机械性的搭配，如自己拿起帽子就自己戴头上、拿起梳子就找头发、拿起鞋就找脚等。

（10）卡片、实物的选择。①桌上同放 2 个实物或卡片，让患儿按要求选择指定物品。例如放好香蕉、茄子后问："香蕉在哪里？"看患儿是否可以自己找出来。不会可以提示和辅助，前期做选择时，桌面上的实物或者卡片的种类区别要大一些，慢慢再用同类的提高难度。②选择实物或卡片时根据患儿能力适当增减。

（11）语言表达。①使用声音表达需求，如使用"嗯"的声音表示想要。②在患儿玩耍卡片或者喜欢的玩具时适当发出单字叠音，或拖长音，引导其模仿发声表达，如通过吹泡泡来促进患儿的发音。吹泡泡时，大量使用拖长音"泡——泡"，嘴巴发出"噗噗"的声音，诱导模仿发"噗噗"和"泡泡"等。也可以在拿东西时引导患儿主动说"拿拿"，打开抽屉时说"打打"，想抱抱时说"抱抱"等。

### 7. 中期评估

经过 6 个月训练，患儿纠正 1 岁 6 个月，再次进行 ACTED-Care 言语认知模块评估，患儿从第一阶段提升到 3 ～ 2 阶段，能力明显提高，说明之前的问题分析和训练行之有效。

（1）能够独立正确地操作玩具，如摩天轮、敲鼓、弹琴，有意识地杯中取物、投放。

（2）能够做模仿动作，如小鱼游泳、拍拍肚子、揪揪衣服、踢踢脚等。

（3）能指认出日常生活用品，如常见的水果、蔬菜、动物、交通工具。

（4）能够执行生活中的简单指令。

（5）能从 16 张图片中选出指定图片。

（6）表达：单词句阶段，能够主动做手势语，如拜拜、谢谢、握手等；可有意识地说爸爸、妈妈、奶奶、爷爷、拿、要等。

（7）操作性课题：能够较准确投放小球，能够放置 6 种图形的镶嵌板。

### 8. 调整目标

（1）近期目标：①词汇量积累到 200 个。②能正确指认动词卡片。③可认识大小并且泛化。④可认识颜色并泛化。

（2）远期目标：①词汇量积累到 400 个左右。②可理解两词句。③可表达词语及两词句。④可理解情节并泛化生活。

### 9. 训练计划

（1）扩展词汇量。

在原有的基础词汇之上，继续进行词汇的横向拓展和纵向提高。

（2）动词的练习。①真实生活中观察人的活动，大量体验不同的动作，购买真人照片的动词卡片和抽象动词的卡片，帮助患儿理解动词。②按要求做出已掌握的吃、喝、睡觉、切、洗、开车等动作。③从动词卡里，按要求选出指定动词卡（卡片数量由少到多）。

（3）认识大小。①使用同类实物比较，如大圆小圆、大车小车、大杯子小杯子、大伞小伞等。②使用不同类实物比较，如大象和小狗、大树和小草等。③平面图案大小比较，指出图上哪个物品大，哪个物品小。

注意：先从差别较大的物品比较大小，再到差别较小的物品比较。

（4）认识颜色。①使用乖乖熊玩具，将红黄蓝绿四种颜色小熊进行颜色分类和匹配，红色放一起，蓝色放一起，分类的时候强调颜色，加深记忆。其他玩具同理分类匹配学颜色。②生活中观察周围自然环境的各种事物的颜色，固化记忆红苹果、黄香蕉、绿草等。

③将各类玩具按照颜色分类，把红色的熊、红色积木、红色樱桃、红色球等放在一起，其他颜色同理。

（5）两词句的练习。

使用主语＋谓语，动词＋宾语，大小＋事物，颜色＋事物的方式帮助患儿理解。如"妈妈吃""吃苹果""大鞋""红色球"。

（6）听觉记忆跨度的练习。①可以先做两步动作模仿：摸头－拍肚子。②在做两步动作指令，让患儿可以完成两步动作指令。③桌上放3张卡片，连续拿出指定的2张。如老师让拿苹果、香蕉，患儿可以拿起苹果、香蕉给老师。

（7）语言表达的练习。

在互动游戏中，促进患儿主动地语言表达，在日常生活中提高患儿的语言表达能力，如穿衣服时，问患儿"这是什么，穿在哪里"等，患儿回答"裤子，腿上"。

## 10. 再次评估

经过3个月训练，患儿纠正1岁9个月，能达到的能力如下。

（1）颜色、大小、身体部位、动词全部通过。

（2）表达：单词命名很熟练，由单词句过渡到两词句阶段了。能够使用短句表达需求和想法。能够与人对话，回答问题。如问"生病去哪"能回答出"去医院"，问"鸭子怎么叫"会回答"嘎嘎叫"。

（3）动作性课题：能够较准确投放小球，能够放置10种图形的镶嵌板，可以将积木排列。

（4）听觉记忆跨度达到2个单位。

## 11. 总结

（1）患儿从纠正1岁开始训练到纠正1岁9个月，经过9个月大量的追赶训练，理解能力和语言表达能力都提升很快，她的进步离不开家长耐心的训练和引导，从最早的没有模仿，到能模仿玩具操作，再到后面的理解表达自如，所有人克服了重重困难，最终如愿以偿，她追上了同龄患儿的认知力和表达力。尽管过程艰难，但家长和我们从未放弃！

（2）以上的结果可以证明，给患儿制订的训练方案有效。

（3）在训练的过程中，因材施教、寓教于乐，让患儿主动参与到活动中，才能取得意想不到的训练效果。

## 疾病介绍

### 1. 脑室周围白质软化概述

脑室周围白质软化是指脑室周围白质区域的缺血性坏死，多为对称性分布，主要累及侧脑室前角、侧脑室后角、侧脑室体部、侧脑室三角区以及侧脑室下角，多发生于早产儿。PVL已成为早产儿脑损伤的最主要类型，在早产儿中的发生率为8%～26%，胎龄越小，出生体重越轻，发生率越高。

### 2. 脑室周围白质软化的高危因素

缺氧缺血是引起脑室周围白质软化的主要原因之一，感染和（或）炎症也是导致脑室周围白质软化的重要因素，二者相互作用，导致脑室周围白质软化。

脑室周围白质软化的高危因素包括可引起胎儿和新生儿脑缺血缺氧的因素，如胎龄、出生体重、低血压、低血糖、颅内压增高、惊厥、母亲妊高征、胎盘脐带异常、宫内窘迫、生后窒息、反复呼吸暂停等；可诱发胎儿和新生儿炎症反应的因素，如宫内感染、绒毛膜羊膜炎、胎膜早破、败血症等；可能对脑发育不利的因素，如出生前后长期应用糖皮质激素、甲状腺功能低下等。

### 3. 脑室周围白质软化的影像学检查

脑室周围白质软化本身是无症状的，所以PVL的诊断主要依

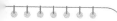

靠头颅影像学检查。B 超诊断通常将 PVL 病程分为 4 期：①生后 3～10 天头颅 B 超可显示强回声；②生后 14～20 天出现典型的无回声囊腔形成；③1～3 周后囊腔逐渐缩小；④2～3 周后囊腔消失，脑室扩大，外形不规整。因此超声诊断脑室周围白质软化的最佳时间是脑损伤后 3～4 周。MRI 是诊断 PVL 最理想的检查手段，B 超诊断 PVL 的阳性率约为 MRI 的一半，尤其对局限性的 PVL 或囊泡小的 PVL，B 超诊断较困难。因此，对于有 PVL 高危因素新生儿，即使头颅 B 超未见异常，也应进行 MRI 的检查。CT 仅能观察到脑室扩大程度和大囊泡，只作为需要短时间检查或无法做 MRI 时的替代手段。

### 4. 脑室周围白质软化的类型

PVL 有 2 种类型：①局灶型：多与较严重的缺血有关，好发部位依次为侧脑室后角外侧白质、侧脑室体部白质、侧脑室前角白质，以脑白质深部所有细胞组成丢失和局灶性坏死为特征，与脑瘫的发生密切相关。②弥漫型：可能与轻度缺血有关，多见于长期存活的早产儿，病情较轻。以少突胶质细胞弥漫性丢失和肥大的星型胶质细胞增生为特点，后果为白质容量减少和脑室扩大。

有数据表明，50%～60% 的脑室周围白质软化可发生脑瘫，广泛的顶-枕部脑室周围白质软化预后最差，单独的额部脑室周围白质软化预后最好。重度脑室周围白质软化发生脑瘫或智力障碍的概率明显高于轻度或中度脑室周围白质软化。根据损伤部位的不同，PVL 的后遗症表现存在差异，损伤位于侧脑室前角外上方，主要引起痉挛性肢体瘫痪，下肢表现明显。损伤位于枕部三角区，可引起视神经发育不良，表现为斜视、眼球震颤、视野范围缩小等。弥漫型 PVL 可能导致认知和行为的缺陷。

### 5. 脑室周围白质软化的治疗

脑室周围白质软化本身无特殊治疗方法，主要是针对其后遗症进行康复训练，国内外研究及实践均证实了早期发现、早期干预可有效改善脑室周围白质软化的预后。

## 鲍秀兰教授点评

　　超早产儿易发生脑室周围白质软化并发脑瘫及智力低下等多种障碍，本例患儿经过 9 个月的早期言语认知训练，认知水平最终能如愿追赶上实际年龄，其中干预时间早、训练量大，以及家长和老师持续坚持是成功的关键。

### 参考文献

[1] 邵肖梅，周文浩. 胎儿和新生儿脑损伤. 2 版. 上海：上海科技教育出版社，2017.

[2] 王珂，侯梅. 早产儿脑室周围白质软化的发病机制研究进展. 中国康复理论与实践，2012，18（7）：630-633.

[3] 陈惠金. 早产儿脑室周围白质软化的病因进展和临床诊断要点. 小儿急救医学，2004，11（4）：205-207.

[4] 李林. 脑室周围白质软化症的研究进展. 中国康复理论与实践，2002，8（11）：656-659.

（史雅新　李建颖　吴菊英　刘维民）

# 病例 18 极早产儿并发左侧脑梗死合并右侧偏瘫

## 病历摘要

### 【基本信息】

患儿，女，纠正 2 个月，孕 $31^{+6}$ W，G2P1，剖宫产，出生体重 1.8 kg，AGA，阿氏评分 1 分钟 6 分、5 分钟 7 分、10 分钟 8 分；生后有窒息，缺氧缺血性脑病，颅内出血，感染，肺炎；呼吸机辅助通气有创 + 无创 11 天。

### 【查体】

追视追听好，俯卧头能抬离床面。上臂弹回正常，下肢弹回正常，腘窝角 90°，围巾征正常，握持反射正常，牵拉反射正常，右侧肢体活动稍异常。

### 【实验室检查】

（1）CT（7 天）：新生儿缺血缺氧脑病，蛛网膜下腔少量出血。

（2）MRI（28 天）：左侧额顶颞岛叶软化灶，其内少许陈旧性出血灶可能。

### 【诊断】

极早产儿并发左侧脑梗死合并右侧偏瘫。

### 【治疗过程】

针对运动评估中按纠正月龄的粗大运动发育落后于足月儿，并且患侧能力明显落后于健侧能力，为实现追赶性发育，进行早期干预。在系统评估基础上，经过 6 个月的早期综合训练，患侧能力基本追赶上健侧，并追赶上同龄儿运动发育。

## 病例分析及治疗

【病例特点】

（1）患儿，女，孕 31 周，纠正 2 个月。

（2）极早产儿，AGA，生后窒息，颅内出血。

（3）体检提示右侧肢体功能稍异常。

（4）MRI 提示：左侧额顶颞岛叶软化灶。

【早期综合训练思路】

采用 ACTED-Care 评估体系早期综合发育模块进行全面评估，形成早期发展评估地图，依据评估地图分析问题出现的关键节点，然后针对关键节点制订训练计划，训练 3 个月再次评估，调整训练计划。按"评估 – 训练 – 再评估 – 再训练"模式，不断优化训练目标和计划，以达到最佳训练效果，具体早期综合训练思路如下。

1. 兴趣和优势

（1）仰卧位追视、追听灵敏。

（2）现可抬头 90°。

（3）家长比较配合、积极，家庭训练基本能够完成。

（4）发现较早，代偿性较好。

2. 问题与挑战

（1）屈头能力较弱，拉起过程中头后仰。

（2）右侧肢体功能异常：右侧肢体运动明显少，右侧肢体肌张力略有增高，右手握明显，俯卧抬头支撑点存在偏移。

3. 问题分析及依据

患儿纠正 2 个月，依据 ACTED-Care 评估模块，绘制早期运动发育评估地图（图 18-1），结合问题分析如下。

笔记

（1）拉坐过程头后仰。

头部屈曲抗重力能力不足，导致拉坐头后仰，可以通过增加头控训练，改善头后仰。

（2）右侧肢体功能异常。

影像提示左侧脑大面积软化，故导致右侧肢体肌张力异常、自主控制能力受限，可以通过增加患侧肢体肌力、降低患侧肌张力来改善右侧肢体功能异常。

**4. 近期目标**

（1）增加患侧肌力。

（2）降低患侧肌张力。

（3）提升控制能力。

**5. 远期目标**

减少左右肢体运动能力差。

**6. 训练计划**

（1）拉坐练习：患儿仰卧位，扶着患儿肩胛，双肩收拢，刺激患儿颈下皮肤，给予感觉输入，辅助拉起。

（2）抚触。

（3）俯卧抬头：患儿俯卧位，辅助肘关节支撑，并且保证肩关节受力，重心调整在中间，逗引抬头。

（4）脱敏：患儿放松的状态下，用按摩球在患儿裸露的皮肤上滚动。

（5）缓解肌张力：横向轻柔按摩紧张的肌肉。

（6）辅助下翻身。

（7）逗引并部分辅助右侧手抓物。

**7. 中期评估**

经过 3 个月训练，患儿纠正 5 个月，再次评估，进步总结如下。

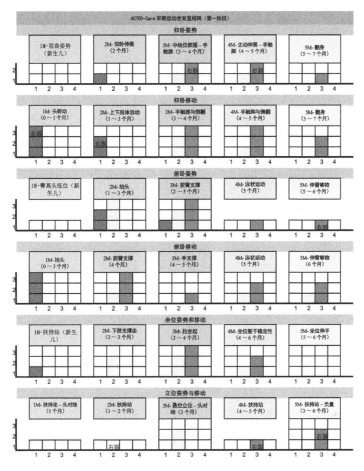

图 18-1  早期运动发育动态评估图

（1）右侧肢体主动性增强。

（2）可以双侧翻身。

（3）各体位头部控制能力均符合正常发育水平。

（4）敏感度达到正常水平。

（5）右侧关节活动度增加。

## 8. 调整目标

（1）右侧上肢主动伸展抓物。

（2）下肢灵活伸展。

（3）独立坐位。

（4）坐位下躯干两侧均可旋转伸手抓物。

9. 训练计划

（1）辅助稳定肩胛，逗引右手抓玩具。

（2）手抓脚练习。

（3）前倾坐位练习。

（4）前倾坐逗引一手抬起抓物。

（5）坐位情况下拿玩具逗引换位旋转去抓物。

（6）在保护下患儿坐位双手够高处物体。

10. 再次评估

经过 3 个月，患儿纠正 8 个月，取得如下进步。

（1）右侧主动性提升，基本自主各个角度抓物。

（2）可以独坐。

（3）独坐情况下可以旋转躯干抓物。

（4）坐位辅助下转化成俯卧位。

11. 总结

（1）对偏瘫患儿需要强调一侧肢体肌张力的降低和肌力的提升，减少自主运动时的代偿性动作。

（2）在患儿训练的过程中，加入兴趣的引导，可以让患儿主动参与到活动中，以实现高效的训练。

## 疾病介绍

### 1. 新生儿脑梗死概述

新生儿脑梗死是指生后 28 天内新生儿的脑血管因各种原因出现出血或缺血，导致脑组织相应供血区域出现损伤，临床以缺血多见。60% 的新生儿脑梗死的患儿在急性梗死期可出现惊厥、嗜睡、呼吸暂停、不明原因呕吐、瞳孔不等大等神经系统的异常，其中惊厥最为常见，约 75% 的患儿可出现惊厥，通常表现为病灶对侧躯体局部抽搐。也有的早期症状轻微或无症状，早产患儿神经系统症状更为隐匿。新生儿脑梗死的发病率各地不一，且因新生儿脑梗死早期表现无特异性，存在漏诊的可能性，发病率的统计可能远低于实际发病率。

**2. 新生儿脑梗死的危险因素**

与新生儿脑梗死相关的危险因素很多，包括母体因素，如母亲分娩过程中发热、妊高征、自身免疫性疾病、绒毛膜羊膜炎、吸毒等；胎儿和（或）新生儿因素，如新生儿缺氧缺血、新生儿低血糖症、早发败血症、新生儿窒息、宫内生长受限、感染因素、脑膜炎、产伤、先天性脑血管发育畸形、先心病、双胎输血综合征等；非特异性因素，如种族因素（黑色人种新生儿发病率较高）、性别（男孩发病率较高）等。通常多个危险因素共同作用，导致新生儿脑梗死的发生。危险因素越多，发生新生儿脑梗死的可能性越大。

**3. 新生儿脑梗死高发部位**

新生儿脑梗死多发生在大脑前、中、后动脉供血区，尤其是大脑中动脉供血区（占74%～83%），其中左侧大脑中动脉更易受累（占53%～66%），主要与脑血管发育异常有关。新生儿脑梗死多为缺血性脑梗死（占80%），少部分为出血性脑梗死或脑静脉窦血栓形成（占20%）。若脑梗死发生在小血管，则病变主要涉及丘脑/基底核区，典型的小血管受累可出现多病灶损害。在早产儿中，胎龄不同，主要累及的大脑中动脉梗死分支不同，28～32孕周的早产儿多为大脑中动脉豆状核纹状体分支梗死，而>32孕周的早产儿多为大脑中动脉主干梗死。

**4. 新生儿脑梗死的诊断**

由于新生儿脑梗死的临床表现缺乏特异性，诊断较困难，且不易与缺氧缺血性脑病等区别，其诊断主要依靠头颅影像学来确定。

头颅 CT 是诊断脑梗死最普及的工具，但头颅 CT 不易发现缺血性梗死后 1 天内的病变，在早期诊断上存在缺陷，且电离辐射较大，因此不作为新生儿脑梗死影像学诊断的首选方法。头颅 MRI 是目前新生儿脑梗死影像学诊断的"金标准"，可以显示直径 1 mm 大小的病变。常规 MRI 通常在病变发生 5 ～ 7 天后，才能清楚显示病灶，但扩散加权 MRI（DWI）在发病后数分钟至数小时内即可显示病灶。MRA 可以直接显示近端大血管是否存在狭窄及阻塞，亦可评估血管直径及血流速度，对脑血管畸形有较好的评估作用。有研究表明，大脑中动脉梗死在数小时至数天之内可自行清除，血管再通时间越长，预后越差。头颅超声诊断新生儿脑梗死灵敏度及特异度相对较低，需要动态监测。脑电图（EEG）对于脑功能及预后评估具有一定的指导意义。有研究显示，当 EEG 显示单或双侧背景节律异常（主要表现为背景节律减慢）时，其后期出现偏瘫的概率增加，而在 EEG 中呈癫痫波但背景节律无异常者，神经运动发育往往正常。

**5. 新生儿脑梗死的预后**

新生儿脑梗死远期不良结局主要包括运动障碍（多为偏瘫）、认知、语言、行为障碍等。其中运动障碍发生率为 48% ～ 59%，认知语言障碍发生率为 11%，行为障碍发生率为 21%。梗死发生在内囊后肢、大脑皮质、基底节等部位时，发生偏瘫的可能性较大，而且受累部位越多，预后越差。梗死发生在动脉支配区边缘带时预后相对较好。大脑后动脉梗死者可见视野缺损。病变在双侧额叶，尤其是右半球者，易造成情感、性格和社会适应能力缺陷。而病变在左半球者易出现语言功能发育延迟。

**6. 新生儿脑梗死的治疗**

新生儿脑梗死急性期的治疗主要是对症及支持治疗，慢性期治疗主要是尽早进行康复治疗。制约 - 诱发运动治疗通过限制健侧手臂运动同时反复训练患侧，可有效改善偏瘫患儿上肢运动功能。早期负重下强化下肢运动练习，可以改善 NCI 患儿下肢运动功能。

## 鲍秀兰教授点评

　　新生儿脑梗死导致偏瘫的案例不少，脑梗早期尤其宝宝 3 个月前主动意识不明显时，偏瘫症状往往不典型，而早期影像学的诊断，给积极早期干预提供了依据。早期积极综合干预配合中医穴位按摩可以有效促进对侧脑的重塑，一旦错过最佳早期干预期，当异常代偿姿势明显时，尤其 2 岁后，训练难度大增，康复效果也不佳。

### 参考文献

[1] 邵肖梅，周文浩．胎儿和新生儿脑损伤．2 版．上海：上海科技教育出版社，2017.

[2] 付佳博，薛辛东．新生儿脑梗死的诊治进展．中国实用儿科杂志，2019，34（2）：144-148.

[3] 贺影忠，陈超．新生儿脑梗死的诊断与治疗进展．国外医学（儿科学分册），2004，31（3）：120-122.

[4] 靳绯，崔玉涛．判断新生儿脑梗死预后的早期指标．国外医学（儿科学分册），2000，27（3）：157.

（朱晓文　吴菊英　刘维民）

# 病例 19 重度窒息合并缺氧缺血性脑病并发全面发育落后

## 病历摘要

### 【基本信息】

患儿,男,3 个月 11 天,孕 40$^{+2}$ W,G3P2,顺转剖,阿氏评分 1 分钟 1 分、5 分钟 5 分、10 分钟 8 分。生后重度窒息,缺氧缺血性脑病,羊水Ⅲ度污染,脐带脱垂。

### 【查体】

视频评估,视听反应可,已能逗笑发音,可见自发颈肢反射阳性,拉坐头后仰,竖头可,俯卧抬头 90°,中线活动未见,无吃手表现,手握拳状,放物可握,指导下做上肢活动、内收肌角和腘窝角,未见异常。足背屈角左 80°,右 70°。

### 【实验室检查】

CT:(4 天)缺氧缺血性脑病。

### 【诊断】

重度窒息合并缺氧缺血性脑病并发全面发育落后。

### 【治疗过程】

针对早期发育评估中头控弱等发育延迟表现,给予早期综合训练 6 个月,取得非常好的预防追赶效果。

## 病例分析及治疗

【病例特点】

（1）患儿，男，3个月11天。

（2）足月，顺转剖，脐带脱垂，新生儿重度窒息、缺氧缺血性脑病。

（3）视频评估：提示头控弱，无吃手等中线位活动。

（4）CT提示：缺氧缺血性脑病。

【早期综合训练思路】

采用ACTED-Care评估体系进行全面评估，形成评估地图，依据评估地图分析问题出现的关键节点，然后针对关键节点制订训练计划，训练3个月后再次全面评估，调整训练计划。按"评估－训练－再评估－再训练"的模式，不断优化训练目标和计划，以达到最佳的训练效果。具体早期干预思路如下。

1. 兴趣和优势

（1）追视灵活。

（2）与人互动好，能逗笑发音。

（3）保持俯卧抬头90°。

2. 问题与挑战

（1）追听欠灵活。

（2）无中线抓握活动。

（3）拉坐头后仰。

（4）左手握拳，左下肢足背屈角80°。

3. 问题分析及依据

患儿3个月11天，依据ACTED-Care早期运动发育评估模块，绘制出早期运动发育地图（图19-1），结合问题分析如下。

（1）追听欠灵活。

原因分析一：对声音不感兴趣，故可通过增加声音的多样性，吸引患儿追听。

原因分析二：头控差，影响了头及眼睛同步转向声源。故可通过头控训练，达到追听灵活的效果。

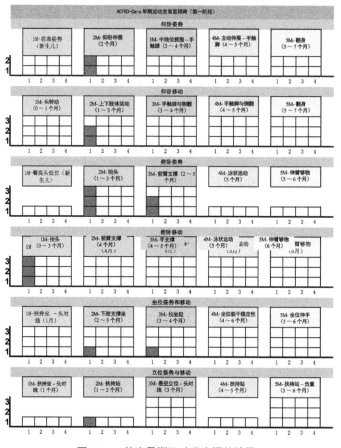

图 19-1　首次早期运动发育评估地图

（2）无中线抓握活动。

分析原因为无主动抓握动机，引导上肢活动机会少。故多引导上肢活动。

（3）拉坐头后仰。

原因分析一：头前屈力量弱，故通过头部前屈力量练习，改善头后仰表现。

原因分析二：上肢力量弱，故可通过上肢力量练习，改善拉坐头后仰表现。

原因分析三：主动意识弱，故拉坐时需要和患儿互动，引导患儿主动用力。

（4）左手握拳，左下肢足背屈角80°。

原因分析一：左侧肌张力高，可通过降低左侧肌张力的方法，改善足背屈。

原因分析二：左侧活动少，可多引导左侧肢体活动。

**4. 近期目标**

（1）追听灵活。

（2）出现中线抓握。

（3）头控稳。

（4）仰卧位手触膝。

（5）降低左侧肌张力。

**5. 远期目标**

（1）翻身。

（2）独坐。

（3）手抓脚。

（4）腹爬。

（5）降低左右差。

**6. 训练计划**

（1）视听训练。

（2）抚触按摩及被动活动。

（3）中线活动及抓握训练。

（4）头控稳定性训练。

（5）上肢支撑及躯干伸展训练。

（6）翻身训练。

（7）前庭功能训练。

### 7. 中期评估

经过3个月训练，患儿6个月19天，再次进行ACTED-Care评估，具体总结如下。

（1）肌张力正常。

（2）翻身灵活。

（3）独坐拿玩具玩。

（4）坐位转俯卧位。

（5）可腹爬，非协调爬行。

（6）倒手、留握积木。

（7）叫名字有反应。

### 8. 调整目标

（1）近期目标：①协调腹爬。②坐位转手膝位。③手膝位转坐位。④手膝爬。

（2）远期目标：①侧走。②扶物蹲下捡物。③独站。④独走。⑤无左右差。

### 9. 训练计划

（1）长距离腹爬训练。

（2）爬越障碍物训练。

（3）体位转换训练。

（4）辅助手膝支撑训练。

（5）辅助手膝爬训练

### 10. 再次评估

经过3个月训练，患儿9个月19天，再次进行ACTED-Care评估，具体总结如下（图 19-2）。

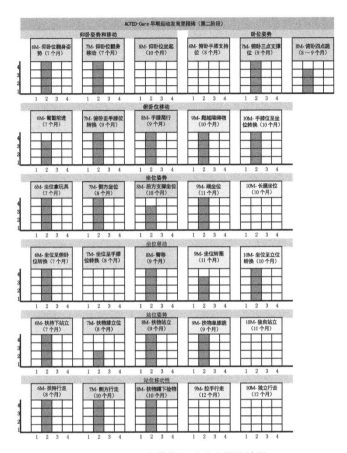

图 19-2　再次早期运动发育评估地图

（1）灵活手膝爬。

（2）扶物站起。

（3）侧方行走。

（4）坐位移动灵活。

（5）扶物蹲下捡物。

（6）大运动发育动作无左右差。

## 11. 总结

（1）视听发育是认知发育的基础，早期要注意视听发育及强化。

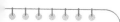

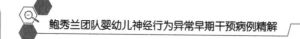

（2）训练中充分利用患儿的兴趣与优势，调动患儿的积极性，引导更多的主动运动，促进全面发育。

（3）专业训练指导与家庭训练相结合，让患儿在熟悉的环境中得到有效的锻炼。

（4）对于存在左右差的患儿，每一阶段的活动都需注意弱侧的强化，尽早改变左右差状态。

（5）本案例是通过线上评估和线上指导，在家庭完成了训练跟踪过程，同样取得非常好疗效，患儿最终正常化。

## 疾病介绍

### 1. 缺氧缺血性脑病概述

新生儿缺氧缺血性脑病（HIE）是围生期缺氧缺血所导致的脑损伤，是新生儿死亡及神经系统后遗症的主要原因。活产儿中 HIE 发生率为 0.6%，其中死亡率为 15% ～ 20%，存活者发生神经系统后遗症的概率为 25% ～ 30%。

### 2. 缺氧缺血性脑病的病因

任何引起胎儿或新生儿缺氧的因素均可导致新生儿缺氧缺血性脑病。包括宫内窘迫、生后窒息、妊高征、低出生体重、早产、多胎妊娠等。有研究结果显示，早产儿 HIE 的主要原因是早产，足月儿 HIE 的主要原因是窒息。早产儿中、重度 HIE 发生率明显高于足月儿。足月儿窒息程度越重，中重度 HIE 发生率越高。一项关于多胎妊娠早产儿的研究发现，颅脑超声显示产前白质坏死在单绒毛膜婴儿中的发生率（30%）显著高于双绒毛膜婴儿（3.3%）。单纯的缺氧一般不会引起脑的严重损害，只有在缺氧的同时伴有缺血才会造成严重的神经系统损伤。

### 3. 缺氧缺血性脑病的临床表现

新生儿 HIE 的临床表现通常随着窒息缺氧时间的延长而发生变化，生后 12 小时内可出现嗜睡，肌张力低下，拥抱、握持、吸吮、吞咽反射消失或减弱，惊厥等。12～24 小时表现易激惹、惊厥、呼吸暂停、拥抱反射亢进、深腱反射增强等。24～72 小时可出现深度昏睡或昏迷、呼吸停止、眼球运动障碍、瞳孔固定和扩大，甚至死亡等。72 小时以后存活患儿症状可逐渐改善，表现为轻到中度昏睡、喂养困难等。

### 4. 缺氧缺血性脑病的诊断

临床表现是诊断新生儿 HIE 的主要依据，必须有神经系统的临床表现和体征，同时有严重窒息史，方可进行诊断。目前国内对于 HIE 的诊断主要参照 2004 年 11 月中华医学会儿科学分会新生儿学组第三次组织修订的 HIE 诊断标准，同时具备以下四条者方可确诊，第 4 条暂时不能确定者可作为拟诊病例。

（1）有明确的可导致胎儿宫内窘迫的异常产科病史，以及严重的胎儿宫内窘迫表现（胎心 < 100 次 / 分，持续 5 分钟以上；和（或）羊水Ⅲ度污染）或者在分娩过程中有明显窒息史。

（2）出生时有重度窒息，指阿氏评分 1 分钟 ≤ 3 分，并延续至 5 分钟时仍 ≤ 5 分，和（或）出生时脐动脉血气 pH ≤ 7.0。

（3）出生后不久出现神经系统症状，并持续至 24 小时以上，如意识改变（过度兴奋、嗜睡、昏迷）、肌张力改变（增高或减弱）、原始反射异常（吸吮、拥抱反射减弱或消失），病重时可有惊厥、脑干症状（呼吸节律改变、瞳孔改变、对光反应迟钝或消失）和前囟张力增高。

（4）排除电解质紊乱、颅内出血和产伤等原因引起的抽搐，以及宫内感染、遗传代谢性疾病和其他先天性疾病所引起的脑损伤。

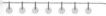
此标准只限于足月新生儿 HIE 的诊断，足月儿 HIE 的病理和临床表现与早产儿不完全相同，早产儿 HIE 最有特点的病理改变是脑室周围白质软化和室管膜下 – 脑室内出血（PVH-IVH）。而足月儿特有的病理改变为矢状旁区损伤。在神经系统症状方面，早产儿抑制过程占优势。因此，早产儿和足月儿的 HIE 诊断标准也有所区别，目前国内外对早产儿缺氧缺血性脑病的诊断尚无统一标准。但早产儿 HIE 的诊断也需要同时具备神经系统症状和围生期缺氧史两方面的证据。

新生儿 HIE 可分为轻、中、重三度（表 19-1）。

表 19-1  新生儿 HIE 临床分度

| 分度 | 轻度 | 中度 | 重度 |
| --- | --- | --- | --- |
| 意识 | 兴奋抑制交替 | 嗜睡 | 昏迷 |
| 肌张力 | 正常或稍增高 | 减低 | 松软，或间歇性伸肌张力增高 |
| 拥抱反射 | 活跃 | 减弱 | 消失 |
| 吸吮反射 | 正常 | 减弱 | 消失 |
| 惊厥 | 可有肌阵挛 | 常有 | 有，可呈持续状态 |
| 中枢性呼吸衰竭 | 无 | 有 | 明显 |
| 瞳孔改变 | 正常或扩大 | 常缩小 | 不对称或扩大，对光反射迟钝 |
| EEG | 正常 | 低电压，可有癫痫样放电 | 爆发抑制，等电线 |
| 病程及预后 | 症状在 72 小时内消失，预后好 | 症状在 14 天内消失，可能有后遗症 | 症状可持续数周，病死率高，存活者多有后遗症 |

神经影像学检查可明确病变部位和范围，确定是否合并出血及出血的类型，有助于辅助诊断及判断预后。HIE 分度不同，影像学表现不同。

头颅超声能对窒息后新生儿进行早期重复或连续动态观察。但对细微的白质异常敏感性较低，轻度 HIE 容易被忽略，对 HIE 的检测缺乏定量评估，对 HIE 的预后预测价值较低。HIE 的超声表现见表 19-2。

表 19-2　HIE 的超声表现

| 分度 | 超声表现 |
| --- | --- |
| 轻度 | 脑室旁脑实质小片状回声增强 |
| 中度 | 双侧脑半球弥漫性强回声，超过 2 个脑叶，灰白质对比模糊，侧脑室受压变窄 |
| 重度 | 脑实质内弥漫分布强回声区，部分呈无回声区，灰白质界线消失，侧脑室受压合并颅内出血 |

　　头颅 CT 对 HIE 颅内出血分辨力较高。HIE 的 CT 通常表现为双侧脑实质内点片状或弥漫分布的密度减低区，易与由于围生期脑内水分充足、髓鞘发育不完全所致的 CT 表现混淆，产生假阴性或过度诊断。头颅 CT 对 HIE 的敏感性及影像直观性没有 MRI 高，且具有放射性，现已较少应用于 HIE。HIE 的 CT 表现见表 19-3。

表 19-3　HIE 的 CT 表现

| 分度 | CT 表现 |
| --- | --- |
| 轻度 | 脑实质内散在或局限性低密度影（CT 值 ≤ 18 HU）分布于 1 ～ 2 个脑叶内 |
| 中度 | 低密度病灶超过 2 个脑叶，灰白质分界模糊，周围脑沟常不同程度变窄 |
| 重度 | 弥漫性脑白质低密度影，脑回变窄、灰白质界线消失 |

　　头颅 MRI 是 HIE 影像学检查中敏感性最高的，可显示早期小病变甚至微小病变，对神经系统预后的预测有较高的价值。有研究表明，MRI 影像学评分系统与 HIE 临床分度之间有较好的相关性，MRI 评

分越高，脑损伤越严重，可协助 HIE 临床诊断及分度。HIE 的常规 MRI 表现见表 19-4。

表 19-4　HIE 的常规 MRI 表现

| 分度 | 常规 MRI 表现 |
| --- | --- |
| 轻度 | 皮层及皮层下点条状高信号 |
| 中度 | 除轻度表现外，还有两侧额叶深部白质内对称点状高信号和（或）沿侧室壁条带状高信号，可伴有局限性脑水肿 |
| 重度 | 除中度表现外，还有基底节区、丘脑高信号伴内囊后肢相对低信号，皮层下囊状低信号坏死区，弥漫型脑水肿使深部白质呈普遍低信号，脑室内出血伴病侧脑室扩大 |

　　常规 MRI 可显示 HIE 发生后 5 ～ 7 天的病变，而磁共振弥散加权成像（diffusion weighted imaging，DWI）可显示 HIE 发生 6 小时内病变，因此生后 1 周以内的 MRI 检查应重视 DWI 的影像学表现，而 1 周以后可主要参考常规序列。DWI 信号越高，HIE 越重。表观弥散系数（apparent diffusion coefficient，ADC）有助于判断 HIE 的程度，ADC 值越低，HIE 越重。且 ADC 值检测可以区别 HIE 和胆红素脑病。HIE 的 MRI 表现为基底核、丘脑占优势的损伤，常见于急性缺氧缺血性损伤。表现为分水岭占优势的损伤，常见于长期部分性窒息及低血压、感染和低血糖。重度 HIE 以基底节 / 丘脑 + 脑干和全脑型损伤为主，而中度 HIE 以分水岭区损伤为主。

　　振幅整合脑电图（aEEG）对 HIE 的早期诊断有重要价值，在窒息后 3 ～ 6 小时，可发现中重度 HIE 危险的患儿。有研究显示，aEEG 预测 HIE 严重程度的敏感性为 100%，特异性为 81.3%，阳性预测值为 85%，阴性预测值为 100%。aEEG 对 HIE 远期结局的预测也有重要价值，有 Meta 分析显示，aEEG 预测足月儿 HIE 神经发育不良的敏感性为 86%，特异性为 90%。

### 5. 缺氧缺血性脑病的治疗

目前，HIE 的治疗以支持疗法为主，治疗性低温（亚低温）是目前唯一被认可的用于足月儿 HIE 的特殊神经保护治疗，不建议过多的特殊神经保护治疗，包括高压氧、人神经干细胞移植、神经节苷脂、神经生长因子等。

### 6. 缺氧缺血性脑病的预后

HIE 的神经发育结局与损伤类型有关，伴明显基底核和（或）丘脑损伤的婴儿预后较差，远期可出现运动和认知的障碍。重度基底核和（或）丘脑损伤伴内囊后肢信号异常者后期多发生不随意运动型脑瘫。以分水岭区域的白质 / 皮质损伤占优势者，后期多表现为认知障碍。以基底节和（或）丘脑和脑干大脑脚损伤为主者，死亡率较高，存活者通常遗留脑神经功能障碍和长期的喂养困难。HIE 的临床分度不同，预后有所区别。轻度 HIE 一般不遗留神经系统后遗症，中度 HIE 发生脑瘫及认知障碍的概率为 32%，重度 HIE 发生脑瘫及认知障碍的概率为 100%。很多研究及实践均证实，对 HIE 新生儿实施早期护理干预，可有效改善患儿的预后。

## 鲍秀兰教授点评

互联网技术的普及使用，使得线上评估和线上跟踪指导成为现实，而只有获得家庭参与的早期干预，宝宝才能最大程度恢复，线上评估和线上跟踪指导，目的就是赋能家长，掌握基本的早期干预方法，才能坚持不懈的帮助到宝宝，本案例参与线上跟踪和指导非常早，所以取得了最佳效果。

## 参考文献

[1] 邵肖梅，周文浩．胎儿和新生儿脑损伤．2版．上海：上海科技教育出版社，2017.

[2] 中华医学会儿科学分会新生儿学组．新生儿缺氧缺血性脑病诊断标准．中国当代儿科杂志，2005，7（2）：97-98.

[3] 孟璐璐，张丙宏，严彩霞．早产儿缺氧缺血性脑病的发病机制及诊断标准的探讨．医学综述，2012，18（1）：73-75.

[4] 虞人杰．早产儿缺氧缺血性脑病的诊断和治疗．中华儿科杂志，2004，42（12）：940-941.

[5] 陈惠金．早产儿缺氧缺血性脑病诊断标准探讨．临床儿科杂志，2004，22（11）：712-713，716.

[6] 周利侠．早产儿、足月儿缺氧、缺血性脑病临床比较．中国综合临床，2000，16（7）：508.

[7] 夏正荣，李玉华．围产期缺氧缺血性脑病影像学研究进展．临床儿科杂志，2009，27（10）：989-991.

[8] 巴瑞华，毛健．新生儿缺氧缺血性脑病磁共振影像学评分与临床分度的相关性研究．中国当代儿科杂志，2018，20（2）：83-90.

[9] 邵肖梅，张崇凡．足月儿缺氧缺血性脑病循证治疗指南（2011-简化版）．中国循证儿科杂志，2011，6（5）：336.

[10] 蔡颖莉．缺氧缺血性脑病新生儿实施早期护理干预对患儿运动功能及智力水平的改善效果．中外医学研究，2018，16（30）：120-122.

[11] 王佳菊．早期家庭干预模式对新生儿缺氧缺血性脑病的影响．世界最新医学信息文摘，2016，16（79）：98-99.

[12] 甘晓霞．早期抚触干预对缺氧缺血性脑病新生儿神经行为康复的影响．世界最新医学信息文摘，2016，16（72）：349，351.

（黄琳琳　朱晓文　吴菊英　刘维民）

# 病例 20 早产儿左侧豆状核梗死软化并发运动发育迟缓

## 病历摘要

### 【基本信息】

患儿，男，6个月16天，孕36<sup>+6</sup> W，出生体重3.15 kg，AGA，生后无窒息史，阿氏评分1分钟9分、5分钟10分。

### 【查体】

拉坐头控稳，可前倾坐，可中线位抓握，无自主翻身，拉手翻身下肢分离不明显，可吃手，手可触膝，扶腋下站，可负重，内收肌角120°，足背屈角70°。

### 【实验室检查】

MRI（6天）：左侧豆状核小软化灶。

### 【诊断】

早产儿左侧豆状核梗死软化并发运动发育迟缓。

### 【治疗过程】

针对运动发育迟缓，采用了线上视频指导家庭训练的方式，同样取得非常好的疗效。

## 病例分析和治疗

### 【病例特点】

（1）患儿，男，纠正6个月16天。

（2）早产儿，无窒息缺氧史。

（3）体检提示：无自主翻身，拉手翻身下肢分离不明显。

（4）MRI 提示：左侧豆状核小软化灶。

【运动训练思路】

采用 ACTED-Care 评估体系中运动发育评估模块进行全面评估，形成运动发育地图，依据评估地图分析问题出现的关键节点，然后针对关键节点制订训练计划。因在家庭中指导进行，每训练 1 个月再次评估，按"评估－训练－再评估－再训练"模式进行，不断优化训练目标和计划，以达到最佳训练效果。具体早期干预思路如下。

1. 兴趣和优势

（1）可前倾坐，可中线位抓物。

（2）扶腋下站可负重。

（3）仰卧位手可触膝。

（4）可听懂简单指令，在某些条件下可配合。

（5）家人比较配合、积极，但家庭训练的强度和力度、方法无法掌握。

2. 问题与挑战

（1）俯卧位不能手支撑。

（2）不能翻身至俯卧位。

（3）坐位时没有保护意识。

（4）不能匍匐爬行。

3. 问题分析与依据

患儿，纠正 6 个月 16 天，给予 ACTED-Care 大运动模块进行评估，并绘制出大运动发育地图（图 20-1），结合问题分析如下。

（1）患儿不能手支撑，依据 ACTED-Care 评估，主要原因是双上肢负重较弱，在负荷体重时，双上肢不能放在肩关节下方做有控制的支撑。提高上肢肌肉群力量，患儿可达到俯卧位手支撑。

（2）由于腹部力量欠佳，躯干的旋转能力不足，患儿不能从仰卧位转至俯卧位，若增加腹部力量和增加躯干旋转的机会，患儿可从仰卧位翻至俯卧位，进而完成连续翻身。

（3）患儿坐位时前倾，躯干不能完全伸展，故上肢不能释放出来，保护性反应就难以出现。躯干的伸展及旋转能力提高，患儿即可尝试多运动上肢，可多做侧方支撑等，保护性反应也会相继出现。

（4）患儿上肢支撑能力不足，即会影响上肢的使用，而匍匐爬行前期要靠上肢负重及交替移动，故提高上肢支撑能力，会促进匍匐前进。

**4. 近期目标**

（1）手支撑训练。

（2）达到侧卧位至俯卧位翻身。

（3）引出保护性反应及增强坐位平衡。

（4）引导腹爬。

**5. 远期目标**

（1）爬行。

（2）坐位至俯卧位体位转换。

**6. 训练计划**

（1）手支撑训练：取一个小毛毯，做成毛毯卷，让患儿趴在毛毯卷的上方，训练患儿手支撑。

（2）增加躯干旋转：患儿仰卧位，家长可双手握住患儿双下肢，将一侧下肢屈曲，并向对策旋转，促进患儿翻身。

（3）仰卧位至坐位姿势转换：患儿仰卧位，双手可扶患儿躯干，后让患儿身体向一侧倾斜，肘支撑、手支撑至坐位。

（4）保护性反应：患儿坐位，家长可坐其身后，左右抬起患儿臀部，引导患儿上肢触地。

（5）侧方支撑够物：患儿坐于床上或者地垫上，双手支撑于身体两侧，家长可拿一个玩具放在患儿前方，引导患儿上肢抬起去抓，增加坐位平衡。

（6）坐位至俯卧位转换：在患儿的侧方放一个玩具，引导患儿去够玩具，让患儿从坐位转换成俯卧位。

（7）腹爬训练：患儿趴在床上，在患儿前方放一个玩具，家长可双手分别握住患儿脚踝，引导患儿交替屈髋屈膝，向前爬行。

**7. 中期评估**

经过 1 个月训练，患儿 7 个月 15 天，进步如下（图 20-1）。

（1）坐位平衡能力有所进步，达 1 级。

（2）半躺位可以独自坐起。

（3）可以翻身，并来回翻滚。

（4）爬行意识增强。

（5）可坐位转向俯卧位，但不熟练。

（6）手膝支撑较前增强。

**8. 调整目标**

（1）坐位平衡 2 级。

（2）腹爬。

（3）手膝支撑。

（4）有控制的坐位转成俯卧位。

**9. 训练计划**

（1）坐位训练：患儿骑跨于家长腿上，双脚平放于地上，家长可在两侧放玩具让患儿弯腰捡起来。两侧交替进行。

（2）腹爬训练：可在患儿前方放一个枕头，引导患儿上肢重心转向一侧，另一侧上肢放在枕头上并用力向上爬，交替向上，可促进患儿的腹爬能力。

（3）爬障碍训练可以给患儿增加一些难度，让患儿爬小垫子或从妈妈腿上爬过去。

（4）手膝支撑训练：患儿趴在家长腿上，双手和双脚着地，完成手膝位支撑。

（5）体位转换：患儿坐位，家长可以一手从患儿腋下穿过并辅助抬起患儿胸部，另一手可扶患儿臀部，将患儿转向一侧呈俯卧位。

### 10. 再次评估

经过 1 个月训练，患儿 8 个月 15 天，再次评估，进步如下（图 20-1）。

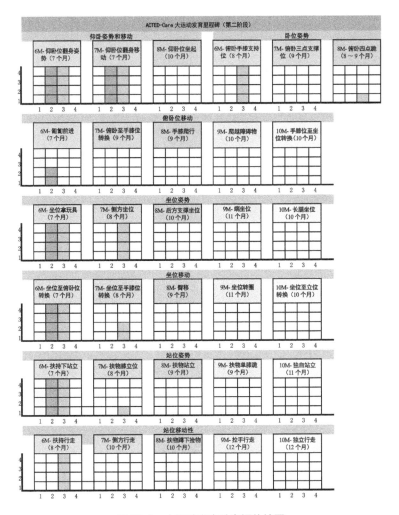

图 20-1　大运动发育动态评估地图

（1）患儿可以腹爬过障碍物。

（2）坐位平衡达到 2 级。

（3）端坐位保持片刻。

（4）可以有控制地从坐位转成俯卧位。

（5）手膝支撑可以维持片刻。

11. 总结

（1）从患儿的进步情况可以看出，以上的训练方案符合患儿的运动发育的特点，为患儿的进步提供了支持。现阶段患儿可以爬过障碍物，扶着桌子可以维持端坐位，坐在家长腿上可以站起。

（2）从患儿的临床表现来看，患儿属于运动发育迟缓，应根据患儿运动发育里程碑表现和提高肌力的目的来设定训练计划。

（3）在患儿训练的过程中，加入游戏性的引导，在家庭养育中让患儿主动参与到活动中，同样可获得显著的效果。

## 疾病介绍

关于单纯左侧豆状核梗死软化的文献报道非常罕见，未见儿童案例报道，有成人案例报道，其与语言表达障碍有关。

在成人案例报道中，患者失语症状的主要特点是自发说话不流畅、发音不清晰、书写笨拙、复述困难，但对语言的理解无异常，这些特点不同于皮质语言通路损伤导致的构音障碍。该患者的语言表达障碍是由单纯的左侧豆状核受损导致的，这表明基底节直接参与了语言表达的神经过程。主要与运动性语言障碍有关，这表明左侧豆状核的损伤中断了调节语言输出的运动控制（包括说和写），豆状核是语言输出通路的重要组成部分。最近的 PET 研究也证实左侧苍白球参与了语言表达的调节。

在我们接触的本例儿童中，也未出现我们担心的对侧不随意运动表现，虽有运动发育落后，通过干预也很多的追赶上来，但是是否出现后续的语言表达障碍，需要进一步随访跟踪。

## 鲍秀兰教授点评

　　本案例是早产伴左侧豆状核软化的患儿的病案，但从患儿的临床表现中未发现明显的左右差异。在对患儿进行早期干预时，应根据患儿的临床表现来制订针对性计划，依据婴幼儿发育里程碑，提高患儿的力量，引导患儿运动技能出现。整个训练过程采用的是线上指导、家庭训练的形式，效果显著。需要再次强调重要的正确理念，只有家庭真正参与进早期干预中，孩子才能真正最大程度的恢复。

### 参考文献

[1] 曹向阳，程谦涛，赵志强，等. 左侧豆状核梗死导致语言认知功能损害（附 1 例报告）. 徐州医学院学报，2008，28（5）：333-335.

[2] R J S，E J，BÜCHEL C，et al. Brain regions involved in articulation.Lancet. 1999，353（9158）：1057-1061.

（马盼盼　王珍　刘维民）

# 病例 21 重度缺氧缺血性脑病合并脑白质软化并发痉挛型四肢瘫

 **病历摘要**

【基本信息】

患儿，女，9个月6天，孕40W，G1P1，出生后重度窒息，重度缺氧缺血性脑病，目前不会翻身，无中线运动，不会坐，不会爬。

【查体】

拇指内扣，右手较左手稍好，不会主动伸手抓物，右手有点抓物意识，但无法抓住，抓物时张嘴，ATNR（＋），内收肌角60°～75°，右侧足背屈角＜90°但抵抗严重，左侧足背屈角90°，不会翻身，拉坐头后仰，竖头差，直立悬垂下肢硬性伸展，剪刀脚，交叉步，坐不稳，坐位时弓背，下肢屈曲紧张。俯卧肘支撑，可抬胸，但不稳定。俯卧时臀部撅起。侧弯反射（－）。

【实验室检查】

（1）头颅MRI（22天）：右侧额顶叶异常信号，脑内多发高信号，脑白质异常信号。

（2）头颅MRI（2.5个月）：右侧额顶部慢性硬膜下血肿，右侧大脑半球多发软化灶合并右侧额顶叶脑皮质层状坏死可能性大。

（3）GMs（17周）：F-。

【诊断】

重度缺氧缺血性脑病合并脑白质软化并发痉挛型四肢瘫。

【治疗过程】

针对四肢肌张力高、运动发育落后，进行大运动康复训练，经过6个月训练，取得积极进步。

## 病例分析及治疗

【病例特点】

（1）患儿，女，9个月6天。

（2）足月，重度窒息，重度缺氧缺血性脑病。

（3）体检提示：姿势异常，四肢肌张力高，肌肉力量弱，非对称颈肢反射阳性，运动发育全面落后。

（4）MRI提示：右侧大脑半球多发软化灶。

【运动训练思路】

采用ACTED-Care评估体系中运动模块进行全面评估，形成运动发育评估地图，依据评估地图分析问题的关键节点，然后针对关键节点制订训练计划，训练4个月后再次全面评估，调整训练计划。按"评估－训练－再评估－再训练"模式，不断优化训练目标和计划，以达到最佳训练效果，具体早期干预思路如下。

### 1. 兴趣和优势

（1）患儿喜欢带响声或者有亮光的玩具。

（2）患儿在仰卧位时有想抓握的欲望。

（3）喜欢听音乐或者大家哼唱音乐。

### 2. 问题与挑战

（1）竖头不稳。

（2）不会翻身。

（3）弓背坐。

### 3. 问题分析及依据

依据ACTED-Care运动发育评估模块，绘制出运动发育地图（图21-1），结合问题分析如下。

（1）竖头不稳。

分析原因为患儿原始反射（非对称性紧张性颈反射）有残存，严重影响患儿头部的控制，减少或者抑制非对称性紧张性颈反射，可以增强患儿头部中线的控制。

（2）不会翻身。

分析原因为患儿抬头较弱，躯干不能得到充分的伸展，仰卧位时，患儿下肢屈曲受限，躯干旋转不能，故不可翻身，若躯干旋转能力增强，可以促进患儿翻身。

（3）弓背坐。

分析原因为患儿抬头控制欠佳，影响患儿更高一级能力出现，躯干未能充分伸展，也不能爬行。提高患儿的头部控制及躯干的伸展和旋转，有助于患儿翻身和坐位的维持。

4. 近期目标

（1）抬头。

（2）中线活动。

（3）肘支撑。

（4）手支撑。

5. 远期目标

（1）独坐。

（2）辅助下能爬行。

6. 训练计划

（1）让患儿经常趴在楔形垫上，有利于缓解患儿屈肌紧张。多让患儿趴在楔形垫上抬头，以促进患儿头部抗重力的发育。

（2）改善ATNR训练：侧卧位，控制头不后仰，保持头稍微屈曲，下巴贴近脖子，双手共同玩玩具，且必须能看到手和玩具。

（3）抬头训练：仰卧位，家长腿压着患儿双腿，轻轻用手拉起患儿双手，并尽量让患儿保持低头，向上起。或让患儿趴在巴士球上，做向前向后的移动，以促进患儿头部抗重力的能力。

（4）翻身训练：因患儿能力较弱所以先采用体轴回旋的方法诱发患儿的翻身。

家长竖抱着患儿，家长一手固定患儿上身，另一只手穿过患儿对侧大腿根，使患儿出现向左和向右的扭转并维持 5～10 秒。

家长竖抱着患儿，家长一手穿过患儿腋下，另一只手穿过患儿对侧大腿根，使患儿出现上肢与下肢相反方向的扭转并维持 5～10 秒。（每次躯干旋转 10 次，一天 2 次）。促进患儿躯干的分离。

（5）仰卧起坐训练：让患儿半躺在家长怀里，在患儿前面放患儿喜欢的玩具，引导患儿向前坐起来。

（6）搭桥训练：双腿屈曲，脚放在地面，只抬起骨盆，以增强患儿腰部能力。

（7）肘支撑训练：俯卧位，可以在胸口垫一毛巾卷，需要肩关节与肘关节成 90°，并且抬头 90°，以促进患儿肘支撑。

（8）手支撑训练：俯卧位，肘关节伸展保持，需要肩关节与腕关节关节成 90°。并需要五指分开，还需要抬头 90° 且能左右转头，以促进患儿手支撑。

（9）端坐位训练：让患儿端坐在小凳子上，保持躯干伸展，并保持脚能完全放平在地面上。每次训练 3 分钟，一天 3 次。

（10）爬跪位训练：让患儿趴在楔形垫上，将整个胸口都趴在垫子上，腹部和下肢在下面，引导下肢屈曲。

**7. 中期评估**

经过 4 个月训练，患儿 1 岁 2 个月，再次评估，进步如下（图 21-1）。

（1）患儿的主动性增强。

（2）患儿主动抬头明显，能在手支撑的时候保持抬头。

（3）患儿出现自主翻身动作，翻身时躯干回旋差。

（4）在辅助下可以维持端坐位。

### 8. 调整目标和疗效指标

（1）近期目标：

①增加躯干回旋的能力。

②增加躯干在坐位伸展保持能力。

③增强上肢伸展够物稳定性。

④促进下肢屈曲的能力。

（2）近段疗效指标调整：

①仰卧位翻身姿势：头部抬起，负重侧躯干充分伸展，肩胛带和骨盆平行。

②仰卧位翻身移动：从仰卧位翻至俯卧位，伴有躯干回旋，两侧皆可。

③仰卧位坐起：头部抬起，负重侧躯干伸展，肘支撑，翻身至俯卧位。

### 9. 训练计划

（1）手支撑训练。

（2）端坐位训练。

（3）坐位平衡训练。

（4）爬跪位训练。

（5）仰卧起坐训练。

（6）桥式训练。

（7）体位转换。

（8）四点支持训练。

（9）三点支撑训练。

（10）蹲起训练。

### 10. 再次评估

经过 2 个月训练，患儿 1 岁 4 个月，再次评估，进步如下（图 21-1）。

（1）能主动完成翻身。

（2）患儿肌张力有所缓解。

（3）核心能力增强。

（4）在辅助下能完成从仰到坐的体位转换。

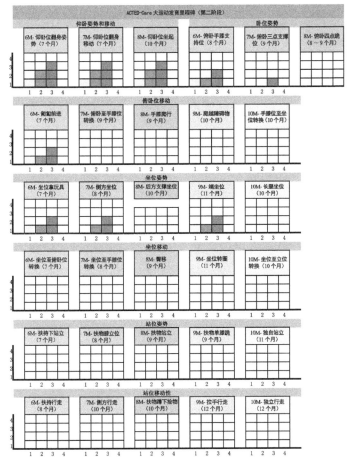

图 21-1  大运动动态评估地图

## 11. 总结

（1）减少或抑制 ATNR 后，患儿出现更多的中线活动，躯干的旋转加强可以让患儿容易获得翻身技能，在上前臂支撑良好的状态下，还能获得上肢负重的感觉，增强翻身。

（2）以上的结果可以证明，之前的分析成立，给患儿设定的方案符合患儿的主要问题。

（3）在患儿训练的过程中，加入游戏性的引导，可以让患儿主动参与到活动中，获得高效的训练。

## 疾病介绍

### 1. 痉挛性脑瘫的治疗进展概述

脑瘫的发病率在世界范围内约 2‰，而我国脑瘫的发病率为约 2.48‰，其中痉挛型占 55.4%，以 0 ~ 3 岁发病率最高。

小儿痉挛性脑瘫肌张力判断方法采用 Ashworth 五级分类法。I 级为正常肌张力，当肢体活动时，肌肉有适当的抵抗力。II 级为肌张力轻度增加，当被动伸屈运动时，肌肉有轻度抵抗力，有"折刀感"，但主动运动不受影响。III 级为肌张力中度增加，当被动运动时有较大的抵抗力，但可获得正常的运动范围，主动运动受限。IV 级为肌张力明显增加，被动运动时有明显的抵抗，而且运动范围受限，主动运动也明显受限。V 级为肢体屈曲或伸直位明显僵硬。

脑瘫的病情复杂，单一方法治疗常难以奏效，综合性康复治疗措施可以缓解脑瘫患儿肌力和肌张力异常造成的关节活动障碍和肢体动作异常，是治疗脑瘫的主要手段。但康复干预措施众多，也给临床方案选择带来了巨大挑战。根据循证医学研究，有效的脑瘫预防措施包括产前使用糖皮质激素、硫酸镁和新生儿治疗性低温。有效的健康干预措施包括限制性诱导运动疗法、目标导向性活动运动集成法、注射肉毒毒素后的作业治疗、移动性训练、跑步机训练、运动观察疗法、目标导向性训练、双侧训练、口腔感觉运动、口腔感觉运动加电刺激等。

### 2. 脑瘫早期推荐的干预模式

脑瘫早期推荐的干预模式是以任务为导向、运动训练为基础的治疗方案。神经学研究证实，运动和功能活动可促进大脑发育和运动能区重组，且促进脑瘫儿童运动和认知功能发育的同时可预防关节挛缩，降低继发性肌肉、骨骼损伤的发生率，此外还可为家庭减轻心理和经济负担。因此早期干预对脑瘫高风险状态、脑瘫婴幼儿和发育异常的婴幼儿至关重要。早期干预的最大优势在于能在婴幼儿脑瘫典型运动障碍和异常运动模式形成之前，最大限度地帮助他们恢复到最接近正常的运动状态。

### 3. 肌张力管理

痉挛和肌张力障碍会导致脑瘫儿童姿势和运动模式异常，肌张力障碍还会引起不自主的运动或姿势，影响运动控制，严重者会导致疼痛，因此肌张力的管理也是脑瘫干预的重要组成部分。临床常用于肌张力管理的干预措施包括药物干预、运动干预、矫形器及外科手术等。循证医学证据显示注射肉毒毒素、鞘内注射巴氯芬、口服地西泮、选择性脊神经根切断术属于绿灯措施，可有效减轻痉挛，而口服替扎尼定和丹曲林则属于黄灯措施，其疗效需要进一步证明。口服巴氯芬可缓解痉挛和肌张力障碍，但需要高剂量才能产生疗效，从而增加了出现癫痫发作和嗜睡等不良反应的风险。肉毒毒素注射可在短时间内迅速降低局部肌张力，缓解痉挛，并且重复给药安全有效。但重复注射肉毒毒素导致的肌肉萎缩是否会造成长期危害目前尚不清楚，需要进一步研究来确定。

### 4. 矫形外科手术治疗

目前矫形治疗是痉挛患儿康复的一个重要手段，通过对患儿骨、肌腱和关节的巧妙处理使之达到最佳的肢体功能。此适用于4岁以上的患儿。

### 5. 选择性脊神经后根切断术治疗

该手术适用于下肢痉挛、痉挛型双侧瘫患者以及能独自行走或在外力帮助下熟练步行者。该手术能有效根除痉挛，手术后患者肌力减弱，需逐渐恢复。有的脑瘫患儿需要重新学习正常的行为活动方式。一般术后 3 天可做肢体被动运动。术后康复是功能恢复的重要组成部分，需要半年以上时间。

小儿痉挛性脑瘫手术最佳年龄为 2 ～ 6 岁。2 岁以前可用手法、支具矫形，手足徐动症、共济失调型，或需要靠痉挛的股四头肌维持站立行走以及单纯小腿三头肌痉挛至马蹄足畸形者，不宜手术。当肢体畸形严重时还可结合其他矫形术。

## 鲍秀兰教授点评

任务导向的运动训练仍然是小年龄段脑瘫的主要康复方案，因为脑科学证实运动和功能活动能促进受损的大脑重组，因此，尽量在形成异常运动模式前，通过大量运动训练，最大限度帮助患儿接近正常运动状态。早期运动干预至关重要，尤其在 2 岁前。

### 参考文献

[1] 李晓捷，梁玉琼.基于循证医学的脑性瘫痪康复治疗新进展.中华实用儿科临床杂志，2020，35（12）：885-889.

[2] 陈智，杨侃，刘陶文.小儿痉挛型脑瘫的治疗进展.医学文选，2005（2）：278-279.

[3] 王汉林，梁秋瑾.小儿痉挛性脑瘫治疗新进展.中国脊柱脊髓杂志，1996，6（5）：234-236

（任鹏　王珍　刘维民）

# 第四章
## 基因及染色体疾病早期干预案例分析

## 病例 22　基因突变并发智力发育落后

### 病历摘要

【基本信息】

患儿，男，足月儿，生后2岁，G1P1，剖宫产；出生时有胎粪吸入，羊水粪染；阿氏评分1分钟9分、5分钟10分。全面发育落后来就诊。

【查体】

不适应新环境，哭闹不配合医生检查，会四点爬，不能独立坐起、蹲起，可独走，宽基步态。不会跑。不能对捏指，不能画点、画线，不能理解日常语言指令，不能分辨日常事物，会说妈妈抱抱等。内收肌角100°，腘窝角100°，足背屈角70°。

【实验室检查】

（1）MRI：脑白质髓鞘化落后，部分脑外间隙增宽。

（2）血尿代谢：非特异性改变。

（3）基因全外显子：提示可疑致病基因突变。

【诊断】

基因突变并发智力发育落后。

【治疗过程】

针对全面发育落后中精细运动功能落后，进行 6 个月作业训练，取得明显进步。

## 病例分析及治疗

【病例特点】

（1）患儿，男，2 岁。

（2）足月，有宫内窘迫史。

（3）体检：不能理解日常语言治疗，不能画线，能对指捏，不能辨识日常事物。

【作业训练思路】

采用 ACTED-Care 评估体系中精细运动模块进行全面评估，形成精细运动发育评估地图，依据精细运动发育地图分析问题出现的关键节点，然后针对关键节点制订训练计划，训练 3 个月后再次全面评估，调整训练计划。按照"评估 – 训练 – 再评估 – 再训练"的模式，不断优化训练目标和计划，从而达到最佳训练效果。具体训练思路如下。

### 1. 兴趣和优势

（1）可表达简单动词、名词和主谓句，如"妈妈、爸爸、我要、拜拜"。

（2）可独走，常常需要牵着走。

（3）可小丸投小瓶，垂直敲。

（4）对车感兴趣，排列为主。

**2. 问题与挑战**

（1）不能独立站起，站着不能独立坐下或蹲下。

（2）含胸，上肢活动受限。

（3）留握时间短暂，常用中指推玩具，玩法单一。

（4）拇食指不能对指捏。

（5）不能点画和画线。

**3. 问题分析及依据**

患儿 2 岁，依据 ACTED-Care 精细运动模块，绘制精细运动发育地图（图 22-1），结合问题分析如下。

（1）不能独立站起，站着不能独立坐下或蹲下。

原因分析：根据观察，患儿卧位不能独立坐起，不会四爬，不能四点位到立位转换，走路宽基步态，全足着地，独站时脚趾屈曲明显，立位不稳导致不能独立降低重心。提高稳定性及姿势转换能力可提高患儿移动能力，促进拇指外展，改善腕掌屈和手指屈曲状态、腕关节稳定性、桡侧和尺侧分离活动。

（2）含胸，上肢活动受限。

原因分析一：ACTED-Care 三阶段模块评估提示拉帽子手抬不到头顶、穿衣服胳膊上举困难，因此可以通过活动促进肩的后伸、旋后、外展，促进上肢和躯干、大臂和小臂的分离活动，从而让上肢更灵活。

原因分析二：病历及查体提示患儿宫内发育障碍，拇指内收，远端和近端关节习惯屈曲，其余四指亦习惯屈曲，小手指伸不直，导致关节活动受限，通过手法及活动最大限度促进功能。

（3）留握时间短暂，常用中指推玩具，玩法单一。

原因分析一：根据观察患儿排斥毛绒材质，拒绝碰手，留握时间短暂，因此通过活动缓解触觉防御问题，从而延长留握时间，进而提高抓握能力，增加操作和学习机会，提高玩法多样性。

（4）拇食指不能对指捏。

原因分析：ACTED-Care 三阶段抓握模块评估提示食指的独立使用、两指捏、三指捏等能力不足，因此通过活动促进拇指的外展、伸展、对掌、三指捏来提高及改善抓握形式，为两指捏做准备。

（5）不能点画和画线。

原因分析：ACTED-Care 三阶段操作模块不能用画笔画道提示短暂掌心朝下握笔，导致不能有效地涂鸦画道，因此通过桡侧抓握能力提高及触觉防御改善进而改善握笔姿势及延长留握时间，逐渐完成点画及画线等。

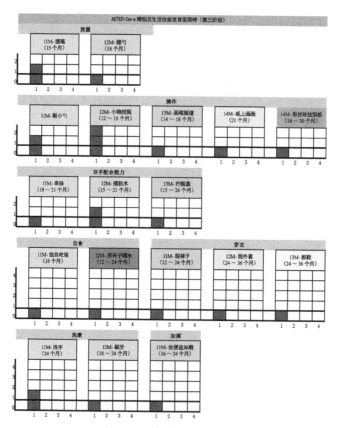

图 22-1　首次精细及生活技能发育评估地图

**4. 近期目标**

（1）改善触觉调节问题，进而延长留握时间。

（2）增加上肢活动范围，上肢支撑能力及腕背伸能力。

（3）促进拇指的外展、伸展、对掌、三指捏。

（4）提高姿势转换能力，促进移动，提高上肢及手腕灵活性。

**5. 远期目标**

（1）水平敲。

（2）两指捏。

（3）握笔等操作能力。

（4）进食、如厕练习。

**6. 训练计划**

（1）通过抬手捏取粘在板上不同方向的物品，主动或辅助下拿掉后脖领处物品等方式，提高肩关节外展、屈曲、后伸角度。

（2）拇食指或三指捏取倾斜的匹配板，提高视知觉、拇食指对捏及手腕的背伸能力。

（3）指导建立规律排便习惯，指导如厕相关问题，坐充气小马，解决便秘问题同时提高抓握能力。

（4）引导患儿把软球、毛绒玩具、纱巾、触觉刷这些物品放在别人胳膊、手上游戏，再在自己胳膊、手上游戏，改善触觉调节问题，提高留握时间。教家里充气跳马、床单、莱卡布秋千等活动。

（5）引导患儿握蛋蛋笔或是加粗的蜡笔画画，也可以患儿握着笔，老师扶着画板移动，提高手部本体觉输入。

（6）引导患儿仰卧 - 坐位，四点撑时把膝盖抬离地面，家长扶患儿腹部，引导患儿双手往脚的方向移动，从而站起来。

（7）引导屈膝取物，把喜欢的各种汽车放在患儿屈膝才能接触到的台面上，引导下肢姿势控制，台面逐渐降低。

### 7. 中期评估

经过 3 个月的训练，再次进行 ACTED-Care 精细运动模块评估，基本实现了首次设定的短期目标（图 22-2），由此可见前期患儿精细运动问题分析准确，训练方向和训练计划正确。接下来将设定新目标，调整训练计划。

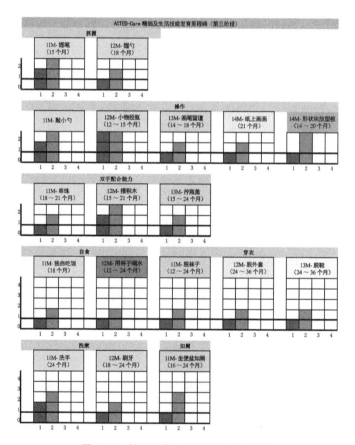

图 22-2　精细和生活技能动态评估地图

### 8. 调整目标

（1）近期目标：①继续改善触觉调节问题。②提高用勺能力。③水平敲。④两指捏。⑤叠高，掌内传递。

（2）远期目标：①拧盖子。②提高双侧协调能力。③提高握笔能力及涂鸦。④提高日常生活活动能力。

9. 训练计划

（1）触觉脱敏，需要前庭觉和本体觉统合来调节触觉的防御过度反应。

（2）继续扩大上肢活动范围，增加上肢控制能力及双手配合，如钓小虫游戏等。

（3）小物品从碎碎冰袋子内挤出等活动提高双手配合能力。

（4）超轻黏土、彩泥等游戏活动，促进指关节伸展。

（5）指端到掌心传递能力。

（6）盖高高楼游戏，提高双手配合及高级嵌取方式。

（7）减少替代行为，增加患儿参与和练习机会，逐渐增强自我服务意识，增加患儿自食机会，提高勺子的使用能力。

10. 再次评估

经过 3 个月训练，现患儿 2 岁 6 个月，取得明显进步，具体表现如下。

（1）触觉防御降低，留握物体时间延长。

（2）拇食指对捏取频率增加。

（3）手指伸展握笔可画长道。

（4）搭高积木 4 ～ 5 块。

（5）站着可双手抛球。

（6）会用勺子舀稀饭、蛋羹等。

11. 总结

（1）良好的干预效果是家庭参与、患儿努力、专业老师和机构个性化训练共同努力的结果。

（2）和患儿建立良好的联系，营造融洽的关系，调动患儿主观能动性，是大脑重塑的关键。

**疾病介绍**

### 1. 智力发育落后概述

智力发育落后（intellectual and develo-pmental disability，IDD）

是儿科发育行为常见疾病。起病在18岁以前，患儿智力水平低下，伴有社会适应能力障碍。IDD的人群发病率为1.5%～2.0%。IDD既可以由遗传因素所致，也可以由环境因素所致，比如感染、外伤、中毒等。在过去20年，伴随医学遗传技术的快速进步，对IDD的遗传学病因认知和临床诊断均获得了显著进展。

### 2. IDD的常见遗传学因素以及相应的遗传学诊断方法

依照涉及遗传物质的结构大小和种类，通常可以分为染色体拷贝数变异和单基因缺陷这两大类。染色体拷贝数变异包括染色体数目异常，染色体大片段结构异常，染色体微缺失、微重复综合征。而基因缺陷则是由某个基因上的致病基因突变所导致的疾病。需要指出的是，IDD的严重程度与涉及染色体片段的大小并不一定显著相关。

（1）拷贝数变异：染色体物质的增加或者减少统称为拷贝数变异。由于人类的染色体是二倍体，因此染色体物质的拷贝数减少既可以是杂合缺失，即缺失的遗传物质只涉及1条染色体，或者缺失1个拷贝；也可以是纯合缺失，即来自同源染色体的该部分片段均缺失，或者说缺失了2个拷贝。而染色体物质增加则通常造成局部遗传物质的三体，即增加了1个拷贝。拷贝数变异所致IDD患儿通常伴有特殊面容、IDD和多系统畸形三联征，或者称为综合征性质的IDD。并非所有拷贝数变异都是致病的。在正常人体内存在大量的良性拷贝数变异。拷贝数变异是否致病，取决于拷贝数变异区域的大小、位置、涉及的关键基因、剂量效应改变（缺失或重复）等。因此，临床医生切不能认为所有拷贝数变异都等同于病理性的遗传改变。

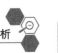

　　1）染色体数目异常：染色体数目增加（染色体三体）或者减少（染色体单体）都会造成 IDD。由于单条染色体的缺失或者增加涉及大量遗传物质的剂量改变，仅有少数几种染色体三体的胎儿能够存活至出生。1959 年，21 号染色体三体综合征（又称唐氏综合征）被首次报道，这是人类历史上发现的第一种拷贝数变异疾病。唐氏综合征的人群发病率约为 1/700，是最为常见的染色体数目异常疾病，一度也是最常见的造成 IDD 的单一原因，在我国出生缺陷发生统计中长期位列前五。唐氏综合征患儿伴有中重度智力落后和特殊面容，50% 患儿并发心脏畸形，容易发生白血病和精神分裂症。近年来，由于产前筛查技术的快速进步，出生婴儿唐氏综合征发病率快速降低。其中，基于大规模平行测序技术的无创产前筛查技术检测敏感性接近 100%，由此阻断了大多数唐氏综合征患儿的出生。

　　2）染色体大片段结构异常：染色体结构异常可以是片段的缺失，也可以是片段的重复。对于大片段结构异常并没有精确的定义，但是一般认为通过核型分析能够获得诊断的结构异常属于较大片段的结构异常。核型分析所能鉴定的最小染色体片段结构为 5 ～ 10 mb。有 10% ～ 15% 的 IDD 患儿可以在这一水平上观察到染色体的异常重组。许多经典的遗传综合征都属于这一类型范畴，可以通过染色体核型分析获得诊断。5p13 缺失综合征是 5 号染色体短臂末端缺失所致疾病，患儿伴有 IDD 和特殊面容，因婴儿期有时发出猫叫样声音，因此又被称为猫叫综合征。15q11-q13 区域缺失可导致 Prader-Willi 综合征或者 Angelman 综合征，前者表现为过度进食和肥胖，后者则伴随孤独症谱系障碍。17p12 区域缺失导致 Smith-Magenis 综合征，在 IDD 以外伴随骨骼系统畸形。

　　3）染色体微缺失与微重复：对于片段大小超出核型分析分辨率的结构异常，早先主要采用荧光原位杂交（fluorescence in situ hybridization，FISH）的方法进行检测。FISH 的缺点是检测通量低，只有在临床怀疑染色体某个位置存在问题的情况下才能使用特异性的探针进行验证。对于 IDD 患儿，FISH 检测染色体微缺失、微重复有如大海捞针。正在兴起的染色体微阵列（chromosomal microarray analysis，CMA）技术可以一次覆盖整个染色体组区域，大幅提高了微缺失和微重复的检测效率。由此，大量常规染色体核型分析无法检出的染色体结构异常被发现。在临床表现上，染色体微缺失和微重复综合征与大片段结构异常类似，大多数患儿表现为综合征性质的 IDD。22q11.12 区域 1.5 ～ 3.0 mb 片段缺失造成的 DiGeorge 综合征，患儿表现为特殊面容、轻度 IDD 和学习困难，伴发圆锥动脉干畸形和胸腺发育缺陷、甲状旁腺功能减退。17q21.31 微缺失综合征会造成中重度 IDD、低张力并伴有特殊面容。这一微缺失区域只有 500 ～ 650 kb，难以被传统细胞遗传学技术检测到。15q24 关键 1.1 mb 区域片段缺失将带来语言发育迟缓、肌张力降低、关节松弛和特殊面容的联合表现。2010 年以来 CMA 技术开始广泛应用于临床，IDD 患儿的病因诊断率获得了显著提高。一项 2013 年的研究显示，对于传统细胞遗传学检测无法明确病因的综合征性质 IDD 患儿，采用 CMA 进一步分析可在大约 13% 的患儿中发现致病性染色体微缺失和微重复。

（2）单基因疾病拷贝数变异。其主要通过基因组上连续或者间隔片段结构的剂量效应而致病。而单基因疾病则是关键基因上的突变直接导致 IDD 的发生。这些基因水平的突变可能是单个或者几个碱基的缺失、插入或者替换，也可能涉及一个或者几个外显子的缺失、插入和替换，甚至涉及整个基因的改变。这些突变无法通过染色体核型分析发现，大多数 CMA 技术也不能诊断，而需要依赖针对基因突变的检测技术。苯丙酮尿症、甲基丙二酸血症（methylmalonic acidemia，MMA）等代谢性疾病都属于单基因遗传疾病。既往这些代谢性疾病更容易被诊断是因为它们除了 IDD 以外还伴有特征性的生化代谢改变，可以被临床确诊，进而检测目标基因。而 IDD 涉及的大量单基因疾病由于缺乏特异性，诊断相当困难。大型家系、特征性临床表现是传统定位基因和诊断的有效方法。近年来随着下一代测序技术逐渐应用于临床，针对 IDD 患儿的全外显子组测序（whole exome sequencing，WES）开始大量使用，单基因疾病的诊断效率得到了大幅提高。

1）X 连锁遗传疾病：X 连锁遗传导致 IDD 的疾病既可以是 X 连锁隐性遗传，也可以是 X 连锁显性遗传。由于 X 连锁隐性遗传家系具有男性聚集发病的遗传特点，因此这类疾病被认识的时间最长。脆性 X 综合征是造成 IDD 的经典疾病。位于 X 染色体上的 *FMR1* 基因（CGG）n 重复序列异常扩增导致甲基化状态异常，在全突变男性表现为典型的 IDD、特殊面容、大睾丸等脆性 X 综合征特点，而在全突变和前突变女性其症状则存在显著差异。总体而言，临床症状的严重程度与（CGG）n 重复序列的扩增数量呈正相关。而瑞特综合征则是 X 连锁显性遗传致 IDD 的典型疾病。瑞特综合征通常只有女性患病，其 *MECP2* 基因发生突变，导致发育倒退、刻板行为和 IDD。已有近 150 种 X 连锁 IDD 疾病已经被定位。

2）常染色体遗传疾病：如果两个等位基因中的 1 个发生突变即可致病则为常染色体显性遗传疾病。常染色体显性遗传大多数为新发突变造成，根据涉及基因不同，既可以表现为综合征性质的 IDD，也可以表现为非综合征性质。*ARID1B*、*SYNGAP1*、*DYRK1A*、*KCNQ2*、*CTNNB1*、*STXB1*、*KMT2A*、*FOXP1*、*SMARCA2* 等基因是相对报道较多的致病基因。如果两个等位基因同时发生突变才能致病则称为常染色体隐性遗传疾病。由于近亲婚配会大幅提高罕见致病突变纯合突变的可能，在 IDD 中，常染色隐性遗传疾病常见于具有近亲婚配情况的家系中。

IDD 患儿的遗传学诊断方法选择遗传学诊断是专业而复杂的范

畴，包括遗传检测方法的选择以及结果的判断。幸运的是，在遗传方法选择方面，已经因为成本下降而带来了比较简答的答案。

## 鲍秀兰教授点评

　　智力发育落后常常由遗传因素和环境因素共同作用，对于没有明确环境因素出现智力低下的患儿需要进行遗传学方面的检查，随着遗传学诊断技术的提高，诊断率越来越高。对于明确诊断或考虑遗传因素导致的智力低下，早期干预仍是目前最有效的方法，早期干预过程通过丰富环境，积极互动，有目标大量重复引导的训练，达到提升患儿的智力水平的目标。

### 参考文献

[1] 季星，李斐. 智力发育落后与遗传性疾病. 中华儿科杂志，2021，59（3）：257-259.

（柴雪静　吴菊英　刘维民）

# 病例 23 Turner 综合征合并脑室周围白质软化并发痉挛型四肢瘫

## 病历摘要

### 【基本信息】

患儿，女，6个月，孕 38 W，G2P2，足月小样儿，视神经发育不良，四肢肌张力高，有窒息抢救史。

### 【查体】

患儿情绪差，哭闹严重。视听不灵敏，不能对视，竖头不稳，上肢围巾征紧张，四肢肌张力高。

### 【实验室检查】

（1）头颅 MRI：脑室周围白质软化。

（2）染色体核型检查：45，X0/46，X，r（X）（p22q27）[10]。

（3）心脏超声：主动脉瓣轻中度狭窄。

### 【诊断】

Turner 综合征合并脑室周围白质软化并发痉挛型四肢瘫。

### 【治疗过程】

针对四肢肌张力高、发育迟缓，在系统评估基础上，经过 15 个月中医推拿训练，取得良好效果。

## 病例分析及治疗

【病例特点】

（1）患儿，女，6个月。

（2）足月小样儿，染色体异常，有窒息抢救史。

（3）体检提示：四肢肌张力高，全面发育迟缓。

（4）MRI 提示：脑室周围白质软化；染色体核型检查：45，X0/46，X，r（X）（p22q27）[10]。

【推拿训练思路】

### 1. 兴趣和优势

（1）可以引出听反应。

（2）喜欢听音乐。

### 2. 问题与挑战

（1）头控不好。

（2）关节活动受限。

（3）不能翻身。

（4）情绪不稳定。

### 3. 问题分析及依据

（1）头控不好。

原因分析一：颈部肌肉、肩胛带肌肉、躯干肌肉的紧张性异常，导致患儿易出现头后仰的情况。

原因分析二：患儿上肢的异常姿势，使头和颈有固定向一侧回旋的倾向，导致患儿头控不好。

故通过对颈部、肩胛、躯干等部位肌肉的按揉，降低患儿肌肉张力的限制因素，改善异常姿势，配合相关穴位的点按，能较快提高患儿头部的控制能力。

（2）关节活动受限。

原因分析：由于紧张性迷路反射延缓消失，患儿俯卧位时屈肌张力明显增高，仰卧位时头后仰，下肢伸直，有时呈角弓反张姿势，肌张力增高会对关节活动产生较大的抵抗，使肢体摆动幅度变小、关节活动受限，故通过点、按、揉等手法降低肌张力，通过牵拉、挤压、弹拨、关节活动等手法改善患儿关节活动度。

（3）不能翻身。

原因分析：患儿竖头不稳，四肢肌张力高，原始反射残存，受非对称性姿势影响，没有脊柱回旋和髋关节伸展。故通过对颈部和背部肌肉的按摩，让患儿的颈背部肌肉放松，随着患儿关节活动度的逐渐改善，运用患儿喜欢的音乐，提升患儿翻身的动机，辅助患儿不断进行翻身动作的练习，让患儿逐渐掌握翻身的技能。

（4）情绪不稳定。

原因分析：由于年龄较小、发育不良、体质偏瘦、接触环境较单一、肌张力高，患儿对于别人的触碰较敏感，故患儿表现出更多的哭闹情绪。通过反复的推拿训练和对外部环境的逐渐适应，患儿对周围环境的适应能力明显提升。

**4. 近期目标**

（1）降低肌张力，改善关节活动度。

（2）增加核心肌群的稳定性。

（3）促坐。

（4）脾胃调理促进生长。

**5. 远期目标**

（1）独立行走。

（2）减轻致残，改善功能。

**6. 训练计划**

治疗原则：疏经通络、活血化瘀、补肾健脑。

治疗方案：主穴为运动区、平衡区、百会、血海、足三里、肾俞、脾俞。配穴为肩井、手五里、手三里、合谷、风市。

（1）头部按摩：主要以两侧颞区为主，三指直推 5 ～ 10 次，头后侧平衡区中指或食指点压 60 秒。（一般先从头部开始按摩，如患儿哭闹厉害，可由肢体先开始）。

（2）上肢：主要以拇指揉法、推法、挤压法和拨发为主，先从肩胛带开始从上往下，先揉一遍然后施以各种手法。经络主要以阳明经和少阳经为主，穴位点压主要以肩井、手五里、手三里、外关、阳池、合谷为主。每穴点压 60 秒左右，同时可施以抖法和牵拉法。

（3）下肢：方法和上肢基本相同，先从髋关节开始，点揉环跳穴 30 秒左右，然后是大腿外侧的肌肉点压，主要走足少阳胆经。点风市、阳陵泉、绝谷，用一指刀、弹拨法、挤压法、髋关节活动法、牵拉法。小腿腓肠肌用推法、揉法及牵拉法。

（4）背部：以斜方肌、冈上肌、冈下肌、大小圆肌为主按摩，以膀胱经督脉为主点压穴位。

（5）健脾促生长：点揉双腿前外侧足阳明胃经，点揉足三里，推脾经，配合捏脊 3 ～ 5 遍。

### 7. 中期评估

经过 4 个月训练，患儿 10 个月，现情况如下。

（1）主动性增强。

（2）上下肢肌张力有明显改善。

（3）不能翻身，不能独坐。

（4）俯卧位不能手支撑。

（5）有腹爬意识。

### 8. 调整目标和疗效指标

（1）降低肌张力，改善关节活动度。

（2）增加核心肌群的稳定性。

（3）促坐，促爬。

### 9. 训练计划

（1）点按极泉穴，提捏冈上肌和斜方肌，拿捏三角肌。弹拨肱二头肌内侧并拿揉肱二头肌，屈伸牵拉肘关节。

（2）点揉腹部中脘，气海，关元，天枢。

（3）按揉背部督脉，夹脊穴，膀胱经第一侧线。

（4）点按肝俞，肾俞，大肠俞，长强等穴位。

（5）用揉法揉腰部肌肉，然后用拿法拿腰眼。

（6）弹拨点揉内收肌，掌根揉股四头肌，拿揉小腿三头肌肌肉软组织。

（7）按揉髀关，伏兔，足三里，阳陵泉，解溪。

（8）牵引髋关节做屈伸、内外旋转，做屈伸或顺时针环转膝关节及牵引踝关节。

### 10. 再次评估

患儿15个月，再次评估，情况如下。

（1）四肢及躯干张力明显下降，躯干和下肢的分离活动有所改善。

（2）上肢手支撑可维持5～7秒。

（3）翻身可从仰卧位翻到俯卧位。

（4）全身肌力低，不能独坐。

（5）能腹爬，协调性差。

（6）能扶站，有迈步意识，没有保护性反应。

### 11. 总结

（1）患儿出现肌张力高的临床症状，要早干预、早治疗，推拿与按摩疗法是治疗的重要方法之一，用手在人体上经络、穴位上进行推、拿、按、摩、揉、捏、点、拍等形式多样的手法，以长期获得疏通经络、推行气血、扶伤止痛、祛邪扶正、调和阴阳的疗效。

（2）患儿康复过程中，中医推拿按摩与功能训练要密切结合，首先对患儿进行推拿按摩，使患儿紧张的肌肉在按摩后得到充分放松，再进行进一步的功能训练，这样，不仅增大了训练的幅度，而且也减轻了患儿的痛苦，提高了疗效。运动疗法的应用，能起到抑制患儿的异常姿势、提高肌力、促进主动运动的效果，弥补了推拿按摩治疗主动运动不足的缺点。

（3）足月小样儿出生后能力低下，发育缓慢，容易发生营养不良，而传统的小儿推拿，是以中医辨证理论为基础，通过各种手法刺激穴位来调节脏腑气血、疏通经络、调节阴阳的方式来改善儿童体质、提高机体免疫力、健脾补肾促进生长的。

## 疾病介绍

### 1. Turner 综合征概述

Turner 综合征（TS）又名先天性卵巢发育不全，其病因是 X 染色体缺失或结构异常。临床通常表现为 2 ～ 3 岁生长和体重明显落后于同龄儿童，青春期发育明显迟缓。其典型的临床体征表型为身材矮小、生殖器性腺与第二性征不发育，后者又表现为青春期延迟或成年期无排卵和不孕，除此以外还有面部有黑痣、肘外翻、颈蹼、乳房及乳头均不发育、子宫小或者缺如、智力发育不一及心血管畸形等表现。

### 2. 诊断和染色体核型

TS 诊断需要至少 30 个体细胞的染色体核型，核型可表现为四种：典型的 TS 即单体型约占 33%，单纯嵌合型的占 16%；51% 以上的患儿存在 X 染色体的结构变异，其中 27% 为嵌合型＋结构变异，24% 为单纯的结构变异，结构变异以 46Xi（Xq）多见。因受精卵分裂中每个环节的异常都可导致 X 染色体数量或结构的变异，故在女童中

Ts 发病率高于其他染色体疾病，且变异的种类繁杂。不同的变异类型可致患儿出现不同的临床体征和治疗结局。

### 3. 生长激素治疗可改善 TS 患儿的身高水平

治疗的前 2 年身高标准差积分增长明显，约 0.5，第 3、第 4 年增幅降低至 0.4 以下。以身高绝对值来看，治疗时间在 1 年以上的患儿中，62.5% 的身高达到正常范围，治疗 2 年后未治者与治疗者相差 7.6 cm，治疗 4 年后 65% 以上的患儿身高达到正常，治疗后的身高较未治者高 9 ~ 11 cm。治疗效果与治疗时间呈正相关，治疗效果较差的患儿中单体型的比例较高。生长激素治疗未发现明显的副作用，脊椎侧凸、骨骺分离、骨髓炎、青光眼等不良事件出现概率极低且均在治疗 2 年半以上出现。身高的改善可增加自信心，增强社会竞争力，到青春期后给予低剂量的口服雌激素治疗，使患儿出现与同龄儿同步的青春期发育，对改善患儿的生存质量以及心理调整均有益。

## 📋 鲍秀兰教授点评

Turner 综合征是性染色体缺失或异常导致的，生长激素治疗对身高改善很重要，同时补充雌激素，对改善患儿临床体征和心理调整均有益。中医穴位按摩针对基因和染色体异常导致的先天不足，采用辨证的方法，主要通过健脾补肾，来改善先天和后天之本，促进生长，改善预后。

### 参考文献

[1]　武华红，李辉 . Turner 综合征 124 例的核型分类、临床表型和治疗效果分析 . 中国儿童保健杂志，2016，24（10）：1032-1036.

[2]　王伟，冯亮，宋璐璐等 . Turner 综合征的临床表型与染色体核型分析 . 中国妇幼保健 . 2015，30（28）：4828-4830.

（王元　孙淑英　刘维民）

# 病例 24　天使综合征合并全面发育迟缓

## 病历摘要

### 【基本信息】

患儿，男，1 岁 8 个月，孕 35 W，G1P1，顺产，出生体重 2.4 kg；阿氏评分 1 分钟 9 分、5 分钟 10 分。无窒息抢救史。

### 【查体】

会独走，蹒跚步，独坐可，走路时不能自己停止站住，要扶站。可拇指、食指桡侧捏小豆豆。交流可。问妈妈在哪会看。内收肌角 100°，腘窝角 120°，足背屈角 70°，膝反射引出。

### 【实验室检查】

（1）视听筛查：通过。

（2）头颅 MRI：未见明显异常。

（3）血尿氨基酸：未见异常。

（4）遗传学检查：提示天使综合征。

### 【诊断】

天使综合征合并全面发育迟缓。

### 【治疗过程】

针对评估中感觉整合能力发展不足，经过 6 个月的感觉统合训练，取得了较好的训练效果。

## 病例分析及治疗

【病例特点】

（1）患儿，男，1岁8个月。

（2）早产、全面发育落后、天使综合征。

（3）体检提示：运动姿势控制能力不足，体位转换能力不足，肌力低。

（4）MRI提示：未见明显异常。

（5）遗传学检查：提示天使综合征。

【感统训练思路】

采用ACTED-Care评估体系中感觉统合模块进行全面评估，形成感觉统合发育评估地图，分析问题出现的关键节点，然后针对关键节点制订训练计划，训练3个月后再次评估，调整训练计划。按"评估–训练–再评估–再训练"的模式，不断优化训练目标和计划，以达到最佳的训练效果。具体早期干预思路如下。

**1. 兴趣和优势**

（1）能听懂简单的指令。

（2）能独走。

（3）想要东西时会用手指表示。

**2. 问题与挑战：**

（1）与人对视时间短。

（2）无法控制肢体姿势，身体的稳定性不足。

（3）触觉反应过度。

**3. 问题分析及依据**

依据ACTED-Care感觉统合评估模块，绘制出感觉统合能力发育评估地图（图24-1），结合问题分析如下。

（1）对视时间短。

发育地图提示患儿存在视觉运用能力不足问题，由于视知觉发展不足导致患儿出现对视时间短，患儿前庭处理功能不足也可导致患儿视觉信息处理障碍进而出现对视时间短现象。患儿存在视觉感觉反应不足，也可导致患儿对视时间短。

（2）无法控制肢体姿势，身体的稳定性不足。

发育评估地图提示患儿存在本体觉位置的意识、力量的使用、本体觉运用能力、运动感觉反应发展不足等问题，导致患儿无法控制肢体姿势，从而表现身体的稳定性不足。

（3）触觉反应过度。

感统发育评估地图提示患儿存在触知觉发展不足、身体运用能力不足、本身存在感觉反应过度（触觉）等，导致患儿出现反应过度的表现。

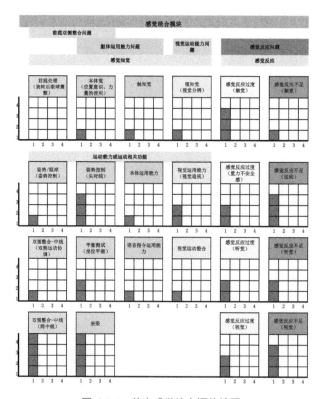

图 24-1　首次感觉统合评估地图

### 4. 近期目标

（1）接受摇摆类的游戏。

（2）主动接受不同类型的轻微的触觉刺激，如摸、拍、抓痒等动作。

（3）能够在遇到障碍物的时候主动尝试越过或者通过移动身体去躲避障碍物。

### 5. 远期目标

（1）维持正确的独走姿势，辅助下可以跨越或翻越障碍物。

（2）坐位平衡达到三级。

（3）能配合进行双侧协调平衡类活动，能够自主地完成摆荡类活动。

（4）降低触觉敏感度，触觉脱敏。

### 6. 训练计划

（1）前庭觉＋本体觉训练：提高身体的姿势控制和维持能力，促进前庭觉发展。

大笼球：球上坐颠，每天进行3组，每组2分钟左右；球上坐位前后左右方向摇晃，每天进行5组，每组1～3分钟。

秋千横抱桶：前后方向和左右方向的小幅度摆荡，每次练习3～5分钟。

滑板车、滑梯组合：辅助俯卧滑行，跪走推滑板车，每节课5次以上。

平衡踩踏车：辅助骑行。每节课3个来回。行走距离50 m左右。

（2）本体觉＋触觉训练：促进本体觉运用能力和触觉调节能力的发展。

大笼球：仰卧位、俯卧位进行前后左右方向的移动，再用大笼球轻轻地滚压给予触觉刺激。改善畏难情绪滚压5～10次即可。

万象组合：设置不同高度的障碍让患儿通过爬行的方式越过障碍物，同时提高患儿的四肢本体感觉肢体运用能力，动作企划能力、增加肌肉耐力。每节课 10 分钟左右。

（3）触觉训练：给予触觉刺激，强化触觉感知能力。

触觉毯：让患儿分别通过穿袜子和光脚的方法走触觉毯。

触觉刷：顺时针顺着毛发生长的方向刷全身，避开肚脐周围、眼睛、生殖器。

（4）家庭指导方案。

触觉刺激游戏：用感统触觉刷、牙刷、围巾、毛笔等给予患儿有规律的触觉刺激，每天 40 分钟，连续 3 个月。

本体觉游戏：①鼓励患儿自己上下床或者沙发。②靠墙站：提高患儿双下肢的本体感觉，以及提高躯干的力量。

前庭觉游戏。①布袋秋千：两个家长将床单当作秋千，将患儿放入床单中去荡悠悠。循序渐进，刚开始可以缓慢有节律地晃动，左右方向、前后方向地晃动，也可以在秋千里放入其他玩具增加触觉的刺激。②视觉动作统合训练游戏：鼓励患儿自己收拾玩具，提高视动统合能力，促进手眼协调能力。

**7. 中期目标**

训练 3 个月，再次进行 ACTED-Care 感统模块评估（图 24-2），可以看见患儿取得了较明显的进步，说明之前的训练方向和训练计划有效。

（1）骑坐位能够接受较轻幅度晃动的秋千横抱桶。

（2）站立平衡板 10 秒以上。

（3）辅助下翻越半米高的障碍物。

（4）听儿歌时能够短暂注视说话人的脸。

**8. 调整目标**

（1）近期目标：①无辅助爬越软体组合。②高处向低处爬行身体维持平衡动作协调顺畅。③辅助下骑单人踩踏车双下肢动作协调。④执行简单的指令。

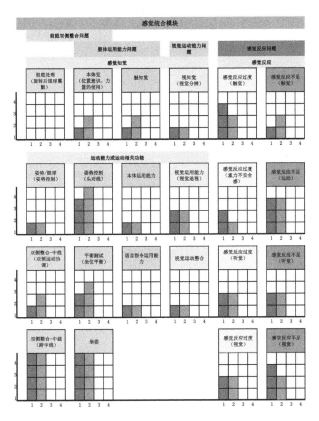

图 24-2　感觉统合动态评估地图

（2）远期目标：①无辅助下独自荡秋千维持 3 ～ 5 分钟。②独自跨越 2 cm 高度的障碍物。③独走自如。④主动和他人互动。

9. 训练计划

（1）激活前庭系统。

（2）触知觉学习。

（3）培养动作计划能力。

（4）视听反应练习。

10. 再次评估

训练 3 个月，再次进行 ACTED-Care 感统模块评估，可见多方面取得明显进步，具体总结如下。

（1）患儿现在独走较稳，可以跨越较低高度的障碍物，患儿本体觉肢体运用能力有较明显的进步。

（2）可以独自完成骑平衡踩踏车、荡秋千等活动，患儿的前庭处理能力以及双侧协调能力均有了明显的进步。

（3）患儿的畏难情绪较之前也有了明显的改善，触觉防御现象有所改善。

11. 总结

（1）由于本体觉运用能力有所增强，患儿的姿势控制也变好了，而前庭觉发展适宜，他的动作也就会变得协调自然，平衡感就会变好；视觉的发展也会影响肢体运用能力和身体的平衡协调能力；触觉的发展可以影响儿童的情绪以及促进前庭觉和本体觉的发展。

（2）以上的训练结果可以证明，我们之前分析的问题原因成立，并且设定的针对性训练方案正确，因此患儿的问题得到有效的解决。

（3）在训练的过程中，以循序渐进的方式有效借助患儿的兴趣优势引导其主动地参与活动，有快乐的情绪、成功的体验就容易获得高效的训练效果。

## 疾病介绍

### 1. 天使综合征概述

Angelman 综合征（angelman syndrome，AS）又称天使综合征，是由 15q11 ～ q13 染色体区域基因异常引起的以严重发育迟缓、智力低下、语言障碍、共济失调、癫痫发作、愉快表情为特征的神经遗传性疾病。自 1965 年英国首次报道以来，各国相继报道。北欧、美洲新生儿患病率为 1/50 000~1/24 000。我国多为散发报道，近年来尚无相关流行病学调查报告。由于患儿早期临床表现及生化、影像学、脑电图检查缺乏特异性，故 AS 诊断困难，易被误诊为脑瘫、线粒体疾病、Lennox-Gastaut 综合征等。成年 AS 患者多不具备独立工作能力，部分有脊柱侧突、肢体协调障碍等并发症，给家庭及社会造成极大负担。

**2. AS 的病因和分型**

（1）病因：AS 发病与自身染色体 15q11～q13 区段 *UBE3A* 基因的异常有关，其父母的染色体均正常，大多数只是在形成二倍体时发生了部分染色体片段的缺失，因此该病并无明显家族遗传倾向。*UBE3A* 基因在印记基因的调控下差异性表达，通常正常人脑组织中的母源性 *UBE3A* 基因表达活跃而父源性 *UBE3A* 基因相对沉默。

（2）分型：根据染色体 15q11～q13 片段异常的类型，可以将 AS 概括为 5 种：①由母源性染色体相关区段缺失或表达异常导致，约占 70%；②由基因突变导致，占 5%～10%；③由母源性染色体全部缺失单残留减数分裂未分离的父源性染色体（父源单亲二倍体）导致，占 2%～7%；④由印记基因缺陷 *UBE3A* 基因表达障碍导致，占 3%～5%；⑤由染色体重排而导致，不足 1%，仅有个案报道。虽然各型 AS 的症状类似，但因染色体异常形式不同，临床表现仍具有较大差异。综合分析，母源性染色体异常和突变型患儿的临床表现较父源性单亲二倍体和印记基因缺陷型更为严重；但也有部分突变型的 AS 患者临床表现较轻，没有出现癫痫、共济失调等症状，脑电图检查也显示正常。

**3. AS 的治疗**

迄今尚无特效治疗。积极的对症及支持治疗措施有助于提高 AS 患儿的生活质量。

（1）行为疗法。

多数患儿社会适应能力差，部分出现攻击行为，有必要早期予以行为疗法干预。Summers 给予 AS 患者每周 2、3 次行为治疗，1 年后评估，认知和适应能力均有提高。Heald 等给予 AS 患者重复辨别训练 25～30 次，发现其异常频繁的大笑、兴奋动作等显著减少。上述研究均证实了行为治疗的有效性。但行为异常有多种形式，不同患儿应采取个性化、长期、序贯治疗方案。

（2）药物治疗。

1）抗癫痫治疗：重度发育迟缓者往往伴随频繁癫痫发作，且发作形式多样，单药治疗疗效欠佳（只有 15% 患者发作得到控制），因而有必要早期联合使用抗癫痫药物。丙戊酸联合氯硝西泮能有效减少大多数 AS 患者癫痫发作频率及复发率，且患者对其具有良好耐受性，适合临床推广。近来研究发现，抗癫痫新药中左乙拉西坦、拉莫三嗪也具有类似疗效，并且不良反应更少，因此也被推荐用于控制 AS 患者癫痫发作。多数患者对卡马西平、苯巴比妥耐受性不佳，故不建议使用。生酮饮食对 AS 患者的疗效尚不确切，有研究者对 6 例使用生酮饮食治疗难治性癫痫的 AS 儿童进行随访，发现其中 5 例在使用生酮饮食疗法 1 年后发作频率减少 90%，由此提出对合并难治性癫痫的 AS 儿童给予生酮饮食可能有效。但由于该研究对象纳入不足，检验效能低，仍需进一步大样本研究了解生酮饮食在 AS 患儿中的有效性。

3）抗行为异常治疗：目前常用的抗行为异常药物主要是针对特定的行为异常而选择，如选择性类固醇再摄取抑制剂氟西汀能改善 AS 患者的焦虑及慌张行为，米诺环素可显著改善 AS 儿童的语言、社会适应能力，而褪黑素联合行为疗法能减少患者夜间破坏性行为。

（3）沟通辅具。

沟通辅具（alternative communication，AAC）是一类补充或替代语言交流的工具，患者接受各种情景训练，训练过程中借助手势、词组、图片等表达需求、传递信息、建立社会关系。正确并长期使用 AAC 可使 AS 患者交流能力显著提高，最终达到满足日常生活沟通需要的目的。

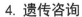

### 4. 遗传咨询

不同基因缺陷患儿的父母再生育 AS 的风险不同。缺失型患儿父母再次生育 AS 患儿的风险为 1%；父源单亲二倍体型低至 1/200，而父源单亲二倍体患儿父亲 15 号染色体发生罗伯逊易位者再次生育 AS 患儿风险可高达 100%；对于印记中心缺陷者需判断患儿母亲 15 号染色体是否存在缺失，若不存在缺失风险为 1%，若存在 IC 缺失则再次生育 AS 患儿的风险高达 50%；对于 *UBE3A* 基因突变者，若证实母亲存在该基因突变，则再次生育 AS 患儿的风险为 50%，若此次患儿 *UBE3A* 基因突变为随机事件，则再次生育患病儿的风险几乎为 0。所以 AS 患儿需完善患儿遗传机制分型，并对父母进行基因检测，预测风险。

### 📋 鲍秀兰教授点评

天使综合征目前仍以行为矫正、言语治疗为主要康复手段，本例从感觉统合的角度分析问题并提出解决问题的方案，抓住优势，找出不足，让患儿在游戏过程中提升感觉统合能力，促进患儿各项能力的发育，为天使综合征患儿的治疗提出了有意义的治疗思路。

### 参考文献

[1] 刘依竞，肖农. Angelman 综合征发病机制、分型及治疗进展. 临床儿科杂志，2015，33（7）：668-672.

[2] 赵炳昊，涂怀军，殷小平. 天使综合征的发病机制与治疗研究进展. 中国神经精神疾病杂志，2017，43（5）：310-313.

（夏文慧　刘维民）

# 病例 25　甲基丙二酸血症并发精神运动发育迟缓

## 病历摘要

### 【基本信息】

患儿，男，4.5 个月，孕 $38^{+2}$ W，G2P1，顺产。出生体重 3.35 kg，阿氏评分 1 分钟 8 分、5 分钟 10 分，有高胆红素血症病史，无窒息抢救病史。

### 【查体】

视听反应尚灵敏，拉坐竖头不稳定。俯卧抬头弱。下肢无明显抗重力表现，内收肌角 180°，腘窝角 160°，足背屈角 70°，腱反射可引出。

### 【实验室检查】

（1）MRI：未见明显异常。

（2）代谢检查：提示甲基丙二酸血症。

（3）脑电图：中度异常。

### 【诊断】

甲基丙二酸血症并发精神运动发育迟缓。

### 【治疗过程】

针对肌张力低、全身肌力弱、发育迟缓等问题，在系统评估基础上，经过 6 个月早期综合训练，取得显著效果。

# 病例分析及治疗

【病例特点】

（1）患儿，男，4.5个月。

（2）孕38周，足月顺产，无窒息抢救史。

（3）体检提示：肌张力低，头控弱，运动发育落后。

（4）特殊检查：代谢检查提示甲基丙二酸血症，脑电图中度异常。

【早期综合训练思路】

采用 ACTED-Care 评估体系进行全面评估，依据评估地图分析问题出现的关键节点，然后针对关键节点制订训练计划，训练3个月后再次全面评估，调整训练计划。按"评估－训练－再评估－再训练"的模式，不断优化训练目标和计划，以达到最佳的训练效果。具体早期干预思路如下。

1. 兴趣和优势

（1）视听反应灵敏。

（2）患儿比较安静，家长积极配合训练。

2. 问题与挑战

（1）头控差。

（2）主动抓握差。

（3）不会翻身。

（4）下肢无负重意识。

3. 问题分析及依据

患儿4.5个月，依据 ACTED-Care 大运动早期发育评估地图（图25-1），结合问题分析如下。

（1）头控差。

原因分析一：颈部力量弱，不能抬起头部。故可以采用适宜的头控力量练习，促进头控。

原因分析二：肩胛带稳定性差，不能在俯卧位保持肘支撑。故可通过肘部支撑训练，提高稳定性。

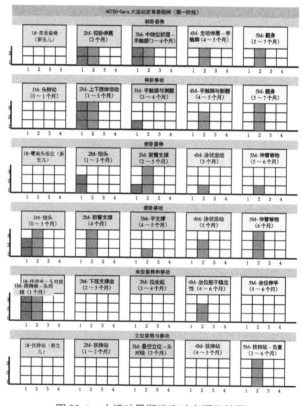

图 25-1　大运动早期发育动态评估地图

（2）主动抓握差。

原因分析一：主动意识弱，动机不强。故可采用各种材质的小玩具触碰手部，增加感觉输入，引导出主动意识。

原因分析二：肩部及上肢力量弱。不能手臂抬起主动够物体。故可进行上臂力量的练习。

（3）不会翻身。

原因分析一：全身肌力低，可通过抗重力和阻力活动，增加肌肉力量。

原因分析二：主动动机弱，在适当辅助下，用声光玩具引导翻身动机。

（4）下肢无负重意识。

原因分析一：躯干抗重力伸展差，故可通过俯卧位促进伸展的活动，增加躯干伸展能力。

原因分析二：下肢力量弱。适当通过下肢感知体重的方式，练习下肢力量。

**4. 近期目标**

（1）头控能力增强，俯卧抬头 90°。

（2）主动伸臂够物。

（3）翻身。

（4）主动意识加强。

**5. 远期目标**

（1）全身肌力增强。

（2）独坐。

**6. 训练计划**

（1）翻身及俯卧抬头训练：辅助上肢翻身至俯卧，调整肘部位置于肩部前下方支撑，在其头前方 30 ～ 40 cm 处拿玩具进行左右、上下方向移动，通过追视灵活的优势加强头控练习。

（2）仰卧位中线抓握训练及躲猫猫互动训练：①可用摇铃触碰患儿手背，患儿手张开时顺势将摇铃放在患儿手中，大人带动患儿手摇晃摇铃。②患儿大臂下垫枕头，用 8.5 寸按摩球吸引患儿注意力，并用球触碰患儿手，等待患儿抬手触碰球，并辅助完成双手抱大球，促进上肢中线活动。③手绢盖在患儿脸上，大人拿起患儿手一起将手绢拽下，大人脸出现在患儿上方并进行互动。

（3）抱坐位头控及躯干力量训练：胸前抱坐，头靠大人胸前，在前方 40 cm 处用玩具或卡片进行左右、上下方向移动，通过视觉

245

追踪加强头部及躯干的控制能力。

（4）下肢力量训练：仰卧位屈曲患儿下肢，引导患儿主动向下蹬直双腿。

（5）前庭功能训练：大人辅助患儿仰卧、俯卧、侧卧于瑜伽球上，将球进行上下、前后、左右方向移动。

### 7. 中期评估

经过3个月训练，患儿7.5个月，再次进行ACTED-Care评估（图25-2），具体总结如下。

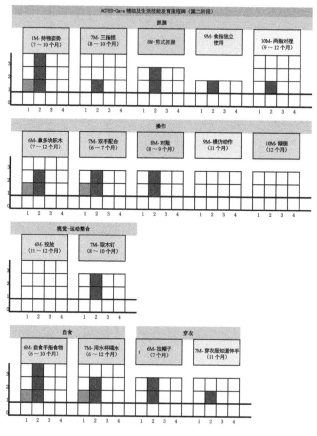

图 25-2　精细及生活技能发育里程碑

（1）独立翻身。

（2）仰卧位抱脚吃灵活。

（3）前倾手支撑坐保持，偶尔尝试抬起一手抓物。

（4）偶尔无辅助下俯卧手支撑保持 10 秒。

（5）俯卧位肘支撑伸臂够物较多，但身体易倾斜代偿。

（6）扶腋下站立时下肢负重明显增强。

（7）躯干控制能力增强。

（8）完成指令寻找窗外的树叶、鸽子。

（9）双手玩具倒手及翻卡片均可完成。

**8. 调整目标**

（1）近期目标：①独坐拿玩具。②俯卧手支撑。③手膝位保持。④坐转俯卧位。⑤匍匐前进。

（2）远期目标：①手膝爬。②端坐。③侧走。

**9. 训练计划**

（1）坐位训练：扶肩部或胸前保持直腰坐，用玩具前方逗引，引导患儿抬起上肢够玩具。

（2）俯卧手支撑及重心转向训练。

（3）下肢力量训练：骑坐大人腿上，辅助完成坐 – 站体位转换。

（4）核心力量训练。

**10. 再次评估**

经过 3 个月练习，患儿 10.5 个月，再次评估，可见以下进步。

（1）匍匐前进。

（2）独坐玩耍自如。

（3）端坐位保持，稍辅助可完成低头捡起玩具。

（4）四点撑可维持 1 分钟。

（5）坐转俯卧。

（6）扶物站立。

（7）扶持行走。

（8）精细运动发育较好。

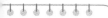

11. 总结

（1）训练过程中，灵活利用患儿优势点，增强主动参与积极性，改善薄弱点。

（2）以患儿为中心，在玩耍、游戏中给予刺激和正确的引导，通过有效地对视觉、听觉、触觉、运动及手眼协调等刺激，全方位提高患儿能力。

（3）专业训练与家庭训练相结合，多方努力，促进患儿全面发展。

## 疾病介绍

### 1. 遗传代谢病概述

遗传代谢病是一类由于基因突变所导致的可累及内脏、神经、肌肉、骨骼和皮肤等全身多系统器官的遗传性疾病。其总体发病率高，临床表现错综复杂，因症状、体征缺乏特异性，临床诊断较为困难。近年来，随着气相色谱 – 质谱、串联质谱等生化分析技术以及酶学、基因检测等技术在临床上的广泛应用，越来越多的遗传代谢病得以确诊。

### 2. 遗传代谢病的治疗

（1）减少前体物质治疗。饮食疗法是许多遗传代谢病的主要治疗手段，尤其是小分子代谢病以及能量代谢缺陷。饮食治疗主要包括减少前体物质和补充产物。减少前体物质的方法包括限制前体物质摄入，清除毒性底物或中介代谢产物，以及减少底物的合成，以尽量弥补缺陷的代谢通路。

1）限制前体物质的摄入伴补充产物：这是经典的治疗方法。以甲基丙二酰辅酶A变位酶缺陷所致的单纯型甲基丙二酸尿症为例。4种氨基酸（缬氨酸、异亮氨酸、苏氨酸和蛋氨酸）、胆固醇和奇数链脂肪酸可转化为L – 甲基丙二酰辅酶A。目前单纯型MMA疗法主要以限制4种氨基酸摄入的饮食治疗为主。苯丙酮尿症在限制苯丙氨酸摄入的同时需强化产物酪氨酸的添加。一些代谢病如尿素循环障碍和丙酸血症等，即使严格控制饮食，仍然可能反复出现代谢性脑病或危象。饮食治疗需维持终身，部分患者停止治疗后出现神经、精神行为异常等问题。

2）饮食补充治疗：饮食补充治疗即在饮食中补充有治疗效果的特殊氨基酸。戊二酸尿症Ⅰ型是由赖氨酸、色氨酸和羟赖氨酸的降解途径缺陷引起的。目前主要治疗方法以低赖氨酸和色氨酸饮食治疗为主。

3）底物减少治疗：底物减少治疗是利用小分子药物减少因代谢通路障碍而异常聚集的前体物质，本质是一种减少底物合成的方法。

（2）清除毒性代谢产物。

遗传代谢病可以导致各种各样的毒性代谢产物的异常蓄积，如血氨、乳酸和有机酸等。氨具有神经毒性，可通过尿素循环排出体外。尿素循环障碍和一些有机酸尿症可导致血氨显著增高。限制蛋白质摄入是降血氨的基础。传统的降血氨方法包括苯甲酸、苯乙酸和苯丁酸治疗。新药甘油苯丁酸用于尿素循环障碍降血氨治疗。

（3）酶替代治疗。

许多遗传代谢病是由于代谢过程中酶的缺乏而致病。酶替代治疗包括直接替代治疗和间接替代治疗。替代疗法已经应用于多种遗传代谢病的治疗，可直接替代缺陷的酶，改善人体的生理代谢过程，主要用于溶酶体病的治疗。

（4）增加酶活性的疗法。

1）药物伴侣治疗：药物伴侣治疗是选择性结合并稳定错误折叠的酶以改善其功能的小分子药物。在某些溶酶体贮积症中使用药物伴侣可以促进突变酶从内质网向溶酶体的运输。

2）辅酶添加治疗：一些遗传代谢病的酶活性未完全缺失或辅酶缺陷可以通过添加辅酶的方式增加酶活性。*MMACHC* 基因突变所致

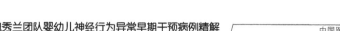

甲基丙二酸血症合并同型半胱氨酸血症是由钴胺素代谢障碍所致。后者是甲基丙二酰酶 A 变位酶和蛋氨酸合成酶的辅酶，因此补充维生素 $B_{12}$ 后可同时降低甲基丙二酸和同型半胱氨酸。

（5）细胞或器官移植。

造血干细胞和骨髓移植可使供体细胞在酶缺陷的受体骨髓中定植，通过交叉校正的原理为受体提供恒定的替代酶。细胞或器官移植可以改变遗传代谢病自然病史并且缓解多系统症状。这种方法已尝试应用于多种遗传代谢病，包括黏多糖贮积症、脑白质营养不良（异染性脑白质营养不良、X- 连锁肾上腺脑白质营养不良）、α- 甘露聚糖病、岩藻病、Gaucher 病、天冬氨酰葡糖胺尿症、Farber 病、GM1 神经节苷脂贮积症（Ⅰ型和Ⅱ型）、尼曼 – 匹克病 C 型、多种硫酸酯酶缺乏症和线粒体神经胃肠脑肌病。

（6）基因治疗。

遗传代谢病作为单基因遗传病，基因治疗理论上是针对遗传代谢病机制的根本治疗方法。基因治疗的主要机制包括基因的异位替代和直接抑制有害基因的表达。

基因的异位替代是指在体外将正常基因转移到患者的宿主细胞内，使得治疗基因能够替代致病基因在体内表达出功能正常的蛋白质，如病毒或非病毒载体介导的基因转入治疗。腺相关病毒介导的肝导向基因治疗已经应用于多种疾病的临床或临床前研究，包括急性间歇性卟啉病、乌氨酸氨甲酰转移酶缺乏症、家族性高胆固醇血症、糖原贮积症Ⅰa 和Ⅱ型、MPS Ⅵ型和单纯型甲基丙二酸血症等。直接抑制有害基因的表达是指向患者体内转入抑制致病基因的其他基因或核酸，或者借助生物技术抑制或封闭该致病基因的 mRNA 功能。但是基因治疗仍存在许多限制，包括透过血脑屏障的方法、免疫反应、细胞毒性、潜在的肿瘤风险和伦理问题。

### 3. 甲基丙二酸血症的临床表现

具有不同基因类型的 MMA，发病时间先后有别，病情严重程度也不一样，临床表现千变万化。早发型发病年龄多为婴幼儿期，出现发育迟缓、癫痫等神经系统症状，可合并喂养困难、视网膜色素病变表现，病情累及到血液系统、肾脏等多系统，病情程度较重，预后不理想；晚发型较少见，多于 4 岁后发病，常常以神经系统症状及精神症状为主要表现，常被误诊，治疗后远期疗效较好。

### 4. 甲基丙二酸血症的治疗

处于稳定期的 MMA 患儿，根据维生素 $B_{12}$ 对儿童的治疗效果，有不同的治疗选择：维生素 $B_{12}$ 有效类型患者首先需要每周 $1 \sim 2$ 次肌内注射维生素 $B_{12}$（每次 1 mg），其次口服维生素 $B_6$，甜菜碱和左卡尼汀、亚叶酸钙等将丙酰肉碱和尿甲基丙二酸的浓度控制在适当的水平，在此期间无须进行严格饮食管理。维生素 $B_{12}$ 无效的患儿需要进食特殊配方的营养粉（去除异亮氨酸，蛋氨酸，苏氨酸和脯氨酸等）并进行营养干预，严格限制天然蛋白质和补品的摄入，同时口服左卡尼汀等药物促进患儿的生长发育。

### 5. MMA 的康复治疗

遗传代谢病患者处于稳定期时，常出现运动功能、视听觉、深浅感觉障碍，肌张力异常，协调、平衡功能异常等表现。由此可见，对遗传代谢病患者进行康复训练有重要意义。

## 📋 鲍秀兰教授点评

遗传代谢病的治疗需要在减少前体物质、消除毒性代谢产物、酶替代治疗的情况下，将病情稳定下来，再考虑进行康复性治疗，对于遗传代谢病康复效果的研究比较少，多数是个案报道，本例就是经过早期干预，取得较好效果的案例，为遗传代谢性疾病的早期干预提供了很重要的依据。

# 参考文献

[1] 罗小平，梁雁．我国儿童遗传代谢病诊疗现状与思考．中国实用儿科杂志，2014，29（8）：561-564.

[2] 张尧．遗传代谢病治疗进展．中国儿童保健杂志，2020，28（7）：721-724.

[3] 李璐，张改秀．甲基丙二酸血症的诊断及治疗研究进展．山东医药.2020，60（15）：99-103.

（朱晓文　刘维民）

# 第五章
# 孤独症谱系障碍早期干预
# 案例分析

## 病例 26　孤独症谱系障碍 1

### 病历摘要

**【基本信息】**

患儿，男，2 岁 7 个月，孕 38 W，顺产，G1P1，无窒息抢救史。

**【查体】**

叫名字反应少，眼神注视偏少，在一起玩游戏及有需求时会看着家人，会假装吃西瓜，会听指令把东西给人。听儿歌时会配合蹦跳，会听指令亲镜子里的自己。会跟爸爸一起玩扔球。家人离开时会哭着寻找。

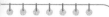
【实验室检查】

（1）头颅 MRI：无明显异常。

（2）ABC 量表：68 分。

【诊断】

孤独症。

【治疗过程】

明确诊断为孤独症，给予行为矫正治疗，经过 6 个月的强化训练，取得非常好的疗效。

## 病例分析及治疗

【病例特点】

（1）患儿，男，2 岁 7 个月。

（2）足月顺产，无窒息史。

（3）体检提示：注视少，语言弱，认知弱。

（4）MRI：未见明显异常。

（5）ABC 评估：68 分。

【行为矫正训练思路】

采用 VB-MAPP 进行全面评估，形成评估地图，依据评估地图发现儿童是否落后于同龄儿童，然后针对不同领域关键节点制订训练计划，训练 2 个月后再次全面评估，调整训练计划。按"评估 – 训练 – 再评估 – 再训练"的模式，不断改变并优化训练目标和计划，以达到最佳的训练效果。具体早期干预思路如下。

1. 兴趣和优势

（1）喜欢看卡片。

（2）训练初期比较配合老师，主动要求进行桌面项目学习。

（3）家人积极配合。

## 2. 问题与挑战

（1）叫名字对视较弱。

（2）发音少。

（3）复杂的话听不懂。

## 3. 问题分析及依据

患儿2岁7个月，依据评估，绘制出评估图表（图26-1），结合问题分析如下。

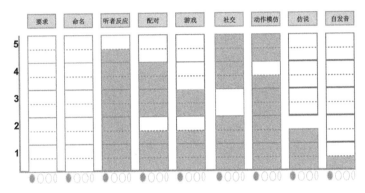

图 26-1 首次 VB-MAPP 评估图

（1）叫名字对视较弱。

依据发育地图看出，模仿能力不足，不能对人进行观察，对人缺乏兴趣、听者反应能力较弱，声音敏感度不够，所以导致儿童对外界的声音没有太多的反应。

（2）发音少、缺少主动语言。

依据发育地图看出，自发音很少，主动性语言较差，模仿技能较差，进行面部、口部模仿较困难，所以导致儿童发音少、缺少主动语言。

（3）复杂的话听不懂。

依据发育地图看出，听者反应能力不足，影响患儿理解能力发展，

255

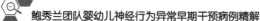
物品功能特征理解较差，较难形成逻辑思维能力，导致患儿对复杂指令反应较弱；社交能力不足，影响患儿对他人信息的接收，发音能力欠佳，主动语言较少，影响听者技能的发展，所以复杂的话听不懂。

**4. 近期目标**

（1）能对 4 个想要的物品提要求。

（2）命名至少 4 个物品。

（3）能找对 30 个不同的物品（或图片）。

（4）拇指和食指做出捏住或者捏起的动作。

（5）自发地（无任何辅助）模仿他人的 5 个不同的动作。

（6）仿说两个字的词。

（7）自发性的发出 5 种不同的声音。

**5. 远期目标**

（1）叫名字对视能有所改善，当叫患儿名字时，患儿能够看着家长并回答"哎"，时间维持 3 秒。

（2）能够有功能性的语言，比如对某个物品提要求、命名某个事物、互动对话。

**6. 训练计划**

（1）提要求。问患儿："你想要什么？"答："娃娃、蚂蚁、斑马、莲藕、闹钟。"

（2）命名。问患儿："这是什么？"答："斑马、草莓、被被、椅子、草莓、奶奶、阿姨、爸爸、爷爷、妈妈。"

（3）听者反应。呈现 4 个常见物品（或图片），问患儿："找一找 XX"。患儿至少能找对 30 个不同的物品（或图片），如水壶、围巾、毛巾、遥控器、扫帚、拖把、香皂、衣服、手表、卫生纸、箱子、电脑、洗衣机、冰箱、饮水机、书包、空调、桌子、床、枕头、被子。

（4）视觉配对：在 3 个一组情况下，患儿能够配对 15 个相同的物品或图片。

（5）动作模仿：①物品操作模仿：呈现汽车、斑马、球，老师拿起球转一圈，然后调换位置，患儿拿起球可以模仿老师的动作。

呈现手机、苹果、橘子，老师拿起手机假装打电话，然后调换位置，患儿可以拿起手机模仿老师的动作。呈现老虎、柠檬、拉环，老师拿起老虎假装咬人，然后调换位置，患儿可以拿起老虎模仿老师的动作。②精细模仿：竖大拇指、模仿 1 ~ 10 的手势。

（6）仿说：仿说新玩具、上厕所、晒太阳、捉迷藏、吃饼干、大绵羊、我也要等。

（7）独立游戏：在其他老师个训室探索玩具 2 分钟，玩滑梯 2 分钟，独自玩滑道车 2 分钟。

（8）自发音：能在老师拿着名词卡片，独自发音命名。

### 7. 中期评估

训练近 2 个月后再次评估。

（1）儿童刚来时没有语言，认知能力稍好，眼神和规矩性较弱。在训练近 2 个月后，第二次评估时，可以看出，患儿大动作指令、大动作模仿、精细动作、物体操作模仿达到目标要求。

（2）配对方面能够进行物和物、图和图、物和图配对。

（3）仿说比之前能说"啊"，可以仿说"妈"单字。

（4）规矩性较之前好，能安坐小椅子，能执行老师的指令。

（5）眼神方面，在半提示下可以看老师。

（6）对常见的物品能够指认。

### 8. 调整目标

（1）近期目标：①提要求：自发提 6 个要求。②命名：能清晰的命名动作卡片。③听者反应：执行动词＋名词或者名词＋动词的指令。④视觉配对：当呈现至少含有 3 个相似刺激的 10 个物品（或图片）一组的组合时，患儿至少可以配对 40 个同类不同样 3 种不同形态。⑤动作模仿：做蝴蝶状，双手手指交叉，爱心形状，双手手指相对，拇指点其他四指。⑥功特类：5 个一组，选择 5 种不同的食物或饮料。⑦对话：能完成 10 个不同的短语填空。儿歌"一闪一闪"接"亮晶晶"。当别人问"你叫什么名字?"时，能说出自己的名字。⑧仿说：能仿说三字短语，如打电话等。比之前发音清晰。⑨语言表达：能独自命名动作卡片。

（2）远期目标：能够有功能性的语言。

9. 训练计划

（1）提要求：①自发提 6 个要求。②在无辅助下提出 10 种不同的要求。③在无辅助下，能要求 20 种不同的缺少的东西。④当患儿在做一个喜欢的活动时，患儿可以在无任何辅助下独立提出要求让别人做出某动作。能提出至少 7 个不同的动作要求。

（2）命名：①能清晰地命名动作卡片。②能命名 8 种不同物品的颜色、形状和功能。③能命名 6 个不同的介词和 6 个不同的代词。④能命名 12 个不同的形容词或副词。

（3）听者反应：①动词＋名词：如吃苹果。②名词＋动词：如宝宝听。③能从 6 个一组相似的刺激物中根据颜色和形状来选择 4 种颜色和 4 种形状。

（4）视觉配对：①当呈现至少含有 3 个相似刺激的 10 个物品（或图片）一组的组合时，患儿至少可以配对 40 个同类不同样物品。②在美术或手工活动中，患儿会自发的模仿同伴的行为 5 次。模仿同伴拿同样颜色的笔涂色，模仿同伴撕纸贴画，模仿同伴拿同样的物品。③当看书的时候（或者在生活的自然环境中），患儿能够配对至少 100 个一样的或者同类不同样的物品。④患儿能够根据模型，完成 25 个不同的积木搭建、形状拼图或者类似的任务。

（5）动作模仿：①精细模仿：做蝴蝶状。②口头辅助下（比如"跟我做"），患儿能模仿 15 个不同的三步动作。③在自然环境中，患儿可以自发地（无任何辅助）模仿 10 个不同的具有功能性的动作。

（6）功特类。

（7）对话。

**10. 再次评估**

（1）通过第二次评估图（图 26-2）可以看出，经过一段时间训练，患儿已经能够熟练正确地玩玩具了；强化物的种类也增多；眼神方面，叫他时能够很快看向老师。

（2）能够进行三步动作模仿，并可以执行三步指令，能对物品进行分类。

（3）语言能力更是突飞猛进，提要求、命名和仿说都有很大的进步：对于想要的东西能自己提要求，如"我要汽车"等；能命名常见的物品动物类、水果类、生活用品等；仿说方面能够仿说 3 个字的单词和短句，如吃香蕉、新玩具等。

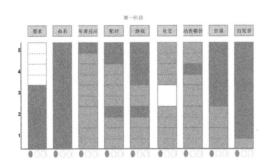

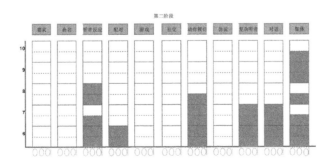

图 26-2　第二次 VB-MAPP 评估

### 11. 总结

（1）适当地使用强化会让儿童学习有动力，进步神速。

（2）在学习训练的过程中，合理进行目标分解，适当的提示和辅助在儿童成长过程中是必不可少的。

（3）游戏互动的作用很大，不容忽视，它既能让儿童从关注玩具转移到关注人，又能让儿童在轻松快乐的氛围中学习飞速成长。

（4）家人的配合可以让儿童的能力得以在生活中迁移和泛化。

（5）儿童已经上幼儿园，经过训练幼儿园老师反映患儿规矩性较之前好了。

## 疾病介绍

### 1. 孤独症谱系障碍概述

1. 中国儿童 ASD 患病率 26.50/10 000；孤独症患病率为 14.00/10 000。2012 年美国孤独症谱系障碍（autism spectrum disorder，ASD）患病率为 1/68；英国、韩国等国家患病率也高于我国水平。一是与调查人群年龄分布相关，我国多集中于 2 ～ 6 岁儿童群体，国外调查的儿童年龄范围更广；我国诊断的典型、重度孤独症居多，轻型孤独症及阿斯伯格综合征被漏诊。二是我国目前尚缺乏标准、良好信度与效度的筛查工具。三是国外具有完善的病例监测系统，我国仅是横断面研究。四是国内患儿家长的羞愧心理会故意隐瞒病情。五是国内对 ASD 及孤独症的认知水平与美国发达国家还存在差距，仅相当发达国家二十世纪八九十年代水平。

### 2. ASD 筛查工具

早期筛查量表的灵敏度相比特异度更重要；克氏孤独症行为量表（CABS）、孤独症行为量表（ABC）灵敏度相对较低，国外已很少使用。孤独症婴幼儿筛查量表（CHAT）适用于 ASD 筛查，CABS

或 ABC 适于典型孤独症筛查；但是 CHAT 敏感性低，也不适合作为筛查工具单独使用。M-CHAT 灵敏度及特异度优于上述量表。

3. ASD 和环境

虽然 ASD 的遗传学发病基础已经被广泛接受，但 ASD 发病率的增加、基因研究结果的不一致性、同胞双生子发病率＜ 100%，表明 ASD 的发生是众多敏感基因与环境因素相互作用的结果。重金属、农药、药物、感染、营养、父母亲年龄等环境因素被认为是 ASD 的调节器。环境因素有可能通过遗传的基因敏感性放大这种不利作用，使 ASD 发病率增加。产前和出生后早期这一时段被认为是不利环境因素对 ASD 影响的关键时期。

4. ASD 和遗传

细胞遗传学研究发现约 2% 的 ASD 患者被检测到染色体异常，如 5p15 、15q11-q13、17p11、22q11.2 等，其中 15q11 ～ q13 是 ASD 患者异常频率最高的区域，约占 ASD 患者的 1%，拷贝数变异（CNVs）增加了染色体结构的亚微观变化，与 ASD 相关的 CNV 区域包括 1q21.2、3q29、7q11.23、7q36.3、15q13.3、16p13.11、17p12、17q12 等。

5. ASD 和表观遗传

表观遗传修饰主要包括 DNA 甲基化、组蛋白修饰和非编码 RNA 调控，这些调控在没有改变 DNA 序列的前提下改变了基因的表达水平。DNA 甲基化是哺乳动物基因组中最常见的表观遗传修饰。ASD 中发生表观遗传调节异常的候选基因包括 *GAD67*、*Reelin*、*GABA*、*OXTR*、*BDNF*、*UBE3A*、*EN-2*、*SHANK3* 等。

## 鲍秀兰教授点评

本案例展示了一位无语言孤独症患儿的训练思路，其中提到了游戏互动，0 ～ 5 岁的患儿确实通过游戏的方式就可以学会很多知识

261

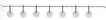
和技能，因此我们需要科学的引导，采用游戏化的方式，把需要掌握的内容融入游戏教学中。由于孤独症的患儿们本身社交方面就很薄弱，因此更需要社交游戏互动。目前对于孤独症治疗没有捷径可走，康复教育是我们必须途经的路，也是目前最有科学依据的一条路。

## 参考文献

[1]  贾秋利，曾序春，谷学英，等.孤独症谱系障碍研究进展.中国计划生育学杂志，2016，24（1）：58-63.

[2]  刘贤，林穗方，陈文雄，等.中国儿童孤独症谱系障碍患病率Meta分析.中国儿童保健杂志，2018，26（4）：402-406，429.

（辛岩　李建颖　刘维民）

# 病例 27　孤独症谱系障碍 2

## 病历摘要

【基本信息】

患儿，男，2 岁 2 个月，孕周 $32^{+6}$ W，剖宫产，G2P2，出生体重 2.45 kg，AGA，无窒息抢救史。

【查体】

会对人微笑，眼神交流少，问爸爸妈妈在哪不懂得寻找，有需求时会拉大人的手，不用手指物，拿到杯盖后扔地上开始持续翻，家人离开，进入诊室无反应，多次提示仍不寻找。对语言指令不理解，无正常交流表达。

【实验室检查】

（1）脑电图：正常。

（2）遗传代谢：未见异常。

（3）CT：脑白质密度不均匀密度减低。

（4）克氏量表：总分 7 分，从不 7 项，经常 7 项。

（5）MRI：胼胝体体后略薄，幕上脑室扩张，第四脑室饱满，双侧额颞部脑外间隙显著，大枕大池，左侧乳突及双侧鼻旁窦黏膜增厚，腺样体肥大。

（6）智力评估：大运动 105，精细动作 64，适应能力 61，语言 41，社会行为 47。

【诊断】

孤独症谱系障碍。

【治疗过程】

针对感觉整合能力发展不足，经过 6 个月的感觉统合训练，取得了较好的训练效果。

 ## 病例分析及治疗

【病例特点】

（1）患儿，男，2 岁 2 个月。

（2）早产儿、全面发育落后，语言理解表达落后，注视时间短，不会指物。

（3）MRI 无明显异常。

（4）智力评估提示：语言和社会行为明显落后。

【感统训练思路】

采用 ACTED-Care 评估体系中感觉统合模块进行全面评估，形成感觉统合发育评估地图，分析问题出现的关键节点，然后针对关键节点制订训练计划，训练 3 个月后再次评估，调整训练计划。按"评估 – 训练 – 再评估 – 再训练"的模式，不断优化训练目标和计划，以达到最佳的训练效果。具体早期干预思路如下。

1. 兴趣和优势

（1）可独走。

（2）喜欢玩躲猫猫游戏，喜欢按、摸凸起的东西，喜欢翻瓶盖。

（3）依恋家人，喜动。

2. 问题与挑战

（1）触觉敏感，不喜他人触碰身体，如握手、拥抱等。

（2）眼神交流较少，注意力容易分散。

（3）模仿和听指令做动作的能力较弱。

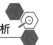

（4）不会双足跳，平衡性差，缺乏自我保护意识。

### 3. 问题分析及依据

患儿 2 岁 2 个月，依据 ACTED-Care 感觉统合评估模块，绘制出感觉统合能力发育评估地图（图 27-1），结合问题分析如下。

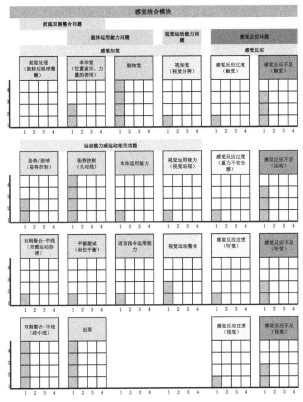

图 27-1　首次感觉统合评估地图

（1）触觉敏感，不喜他人触碰身体，如握手、拥抱等。

原因分析：依据发育地图，可以看见患儿存在触知觉发展不足、触觉感觉反应过度等问题，导致患儿出现排斥与他人接触（如握手、拥抱等）的行为。

（2）眼神交流较少，注意力容易分散。

原因分析：感统评估地图提示患儿存在视觉运用能力不足、视觉感觉反应不足的问题，导致视知觉发展不足，所以眼神交流少。

另外患儿前庭处理功能不足，也可以导致眼神交流少、注意力容易分散。

（3）模仿和听指令做动作的能力较弱。

原因分析：感统评估地图提示患儿语言指令运用能力不足、本体运用能力不足，导致模仿和听指令做动作的能力弱。

（4）不会双足跳，平衡性差，缺乏自我保护能力。

原因分析：感统评估地图提示该患儿存在本体感觉肢体运用能力不足、本体觉发展不足、前庭处理能力不足等问题，导致患儿不会双足跳，平衡性差，缺乏自我保护能力。

**4. 近期目标**

（1）与他人对视5秒以上，能听懂简单指令（如过来、去那边）。

（2）能够独立跨坐秋千横抱筒，并接受小幅度的晃动。

（3）能够适应环境和老师，配合老师上课，接受适当的肢体触碰。

（4）可以自主地参与动态游戏，发生危险有自我保护反应能力。

**5. 远期目标**

（1）接受触觉毯中等强度的触觉刺激。

（2）能够眼神对视一段时间，能维持注意集中几分钟。

（3）听懂简单的指令并做出模仿，提醒下自主模仿情景下重复的动作和内容，如握手、拜拜。

（4）对邻近的危险有躲避或自我保护的反应。

（5）会双足跳，提高身体的协调平衡协调能力，可以独坐秋千横抱筒并接受大幅度的摆荡刺激，会调整身体不掉落。

（6）独立骑行平衡踩踏车。

**6. 训练计划**

（1）前庭觉＋视觉训练：提高身体的姿势控制和稳定，促进前庭觉发展，提高警醒度和注意力。①大笼球：球上坐颠，每天进行3组，每组2分钟左右；球上俯卧位前后左右方向摇晃，每天进行5

组，每组 1 ～ 3 分钟。②秋千横抱筒：辅助跨坐，前后方向和左右方向的小幅度摆荡，增加叫名和对物品的注意，每次练习 3 ～ 5 分钟。③滑板车、滑梯组合：爬滑车轨道、俯卧滑行，要求自己将车带回，每节课 5 次以上。④陀螺：让患儿仰卧位躺在陀螺里，顺时针或逆时针旋转，转 30 秒左右停下来和患儿互动，让患儿应答或击掌、握手等，每节课 3 分钟左右。

（2）本体觉＋前庭觉＋触觉训练：提高患儿双侧肢体的平衡和协调能力、动作企划能力，促进大脑的双侧统合分化，增加上下肢、脚底部的触觉和本体觉刺激。①平衡踩踏车：辅助骑行，每节课 3 个来回，行走距离 50 m 左右。②万象组合：设置不同的障碍让患儿以一定的方式通过，提高患儿的肢体运用能力、动作企划能力，增加肌肉耐力。每节课 10 分钟左右。③小牛耕田：促进患儿上肢的本体感觉和肌肉耐力的发展。④大笼球：球上俯卧爬行，再俯爬地面，对患儿的腰背、四肢等全身部位进行大笼球的重复振动及滚压，每天进行 3 组，每组滚压 5 ～ 10 次。⑤翻跟头练习：促进患儿上肢的肌肉耐力及本体觉发展，同时刺激前庭觉和视觉发展，每次 3 ～ 8 个。

（3）触觉训练：给予触觉刺激，强化触觉感知能力，改善情绪控制能力，提高警醒度及自我保护意识。①触觉毯或触觉垫：让患儿分别通过穿袜子和光脚的方法走触觉毯。②触觉刷、按摩球等触觉物品：顺时针或顺着毛发生长的方向刷全身及敏感部位。

（4）家庭指导方案。

1）触觉游戏，用感统触觉刷、牙刷、围巾、毛笔等触觉物品给予患儿有规律的触觉刺激，每天 5 ～ 10 次，每次 1 ～ 2 分钟。如大笼球：俯爬地面振动及滚压刺激腰背、四肢等全身部位，每天 3 ～ 5 组，每组滚压 5 ～ 10 次。

2）前庭觉游戏，布袋秋千：两个家长将床单当作秋千，将患儿放入床单中去荡悠悠。循序渐进，刚开始可以缓慢有节律地晃动，左右方向、前后方向地晃动，也可以在秋千里放入其他玩具增加触觉的刺激。

3）本体觉游戏，①小牛耕田：提起患儿的双脚踝，让患儿用双手走路，加强双上肢的本体感觉输入，促进大脑双侧分化，提高双侧的协调能力。

②独走平衡木、桥墩（马路牙子或过河石）：平衡协调能力，提高注意力及警醒度，提高危险意识。

③上下楼梯，从台阶上往下跳：加强本体觉的肢体运用能力。

4）视觉动作统合及注意力训练，①倒手猜玩具：通过不断地变换左右手，让患儿去猜最后玩具藏在哪只手里。②抛接球游戏：让患儿站在固定位置，将篮球抛给患儿，让他扔到篮筐或者指定位置。

### 7. 中期评估

训练3个月，再次进行 ACTED-Care 感统模块评估（图 27-2），可以看见患儿取得了较明显的进步，说明之前的训练方向和训练计划有效。

（1）与老师的对视次数增多。

（2）主动表达需求。

（3）知道躲闪迎面来的障碍物。

（4）可以主动拉老师手进教室。

（5）能够较慢速度追着击掌。

### 8. 调整目标

（1）近期目标：①叫名字能立即回应。②听见自己名字能马上注视说话人的脸。③双足跳。

（2）远期目标：①主动躲避障碍物，做动作顺畅协调。②减少刻板行为，主动表达。③触觉脱敏，可接受与其他人的身体接触、拥抱、握手，情绪稳定，并且可以自主社交。

### 9. 训练计划

（1）发展动作计划能力。

（2）激活前庭系统。

（3）提高肢体运用能力。

（4）提升专注力。

（5）触觉刺激。

### 10. 再次评估

训练 3 个月，再次进行 ACTED-Care 感统模块评估（图 27-2），可见多方面取得明显进步，具体总结如下。

（1）触觉敏感情况得到改善，偶尔有不喜欢触碰的物品可以用表情或行动表达。

（2）患儿现在可以独立骑行踩踏车，面对简单障碍可以独立处理。

（3）保护意识增强，对紧急的危险情况偶尔能注意到并做出正确反应。

（4）稍辅助下能够处理简单的障碍和目标。

（5）可以接受横抱筒站立情况下较大幅度的摇晃，且能够保护好自己。

（6）眼神对视时间可达到 5 ～ 10 秒，注意力较之前有所提高。

### 11. 总结

（1）改善触觉敏感现象有助于改善情绪，在面对他人接触的时候能够较好地控制自己情绪，能够对外界的刺激做出适宜的反应；随着触觉系统的发展，患儿适应环境和人的能力也有所提高；随着本体觉运用能力提高，患儿可以独立完成类似骑平衡踩踏车这样的游戏；随着前庭系统发育，患儿处理信息和感觉处理的能力也增强。本体觉学习有助于提高动作计划能力。

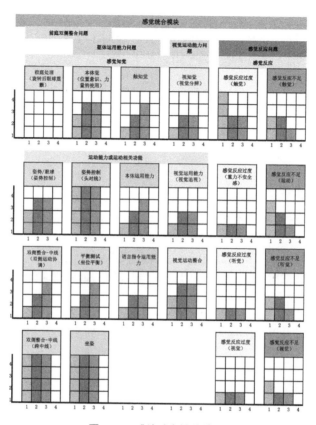

图 27-2　感统动态评估地图

（2）以上的训练结果可以证明，我们之前分析的问题原因成立，并且设定的针对性训练方案正确，因此患儿的问题得到有效的解决。

（3）在训练的过程中，通过游戏的形式，利用患儿的兴趣优势引导其主动参与到活动中，机构和家庭相结合可以获得高效的训练效果。

## 疾病介绍

### 1. 孤独症谱系障碍概述

ASD 是一组以社会交往障碍、言语和非言语交流障碍、狭隘兴趣与刻板行为为主要特征的发育障碍性疾病，以往称广泛性发育障碍。孤独症谱系障碍概念的提出导致了发病率、病因学、诊断、治疗和预后认识的重大变化。ASD 包括了孤独症、阿斯伯格综合征、未分类的广泛性发育障碍。

自闭症也称孤独症，是一种广泛性发展障碍，主要以严重的社会交往障碍、沟通障碍和重复行为为基本特征。他们在感知、言语语言、情感、社会交往、运动等多个方面存在不同程度问题。

该障碍的发生率较高，且呈明显的上升趋势。不同研究者的结论有较大差异，我国无全国性的调查结果，具体发生率不详，但总量不少。该障碍男性发生率显著高于女性，但女性的症状更为严重。

感统训练是自闭症干预的通用技术之一，训练人员在进行感统训练时，除了掌握本领域知识和技能以外，还需要掌握行为干预、饮食营养，以及身体健康管理等方面的知识，或与其他学科人员充分合作。

### 2. ASD 儿童的特点

自闭症儿童差异大，表现的问题各不相同。综合来看，该群体主要表现出以下特征。

（1）社会交往障碍。自闭症儿童在对视、识别面部表情和肢体语言等非语言行为的使用方面有显著障碍。独来独往，无视他人存在，不愿也不会与他人交流，不能建立同伴关系。极少自发地与他人分享情绪情感体验，缺乏情感互动，难以明确表达自己的感情和需要。在陌生场合，他们易出现焦虑、哭闹等情绪反应，常常说出或做出一些不合社交的事情。在感统训练中，训练人员应注重与该类儿童目光对视，增加游戏互动、情感交流等项目的训练，以提高他们的社会交往能力。

（2）语言发育障碍。自闭症儿童语言发展一般较正常儿童延缓，表现出音量过高或过低、语调异常、自言自语、答非所问及刻板和重复语言等情况，部分自闭症儿童语言能力完全缺失，也不会通过

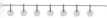

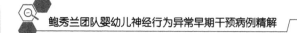
手势或模仿等进行沟通补偿，故在感统训练中需时时渗透言语语言内容训练，矫正其不良的言语语言表达方式。

（3）行为与兴趣异常。自闭症儿童表现出一种或多种重复行为，兴趣狭窄，持久专注于物体的细节，坚守一成不变的日常生活规律和环境布置，如重复看一个电视节目、相同的穿衣顺序、不变的房间布置，一旦受到阻挠，他们会出现大哭大闹、不安的情绪反应。有些自闭症儿童伴有自伤行为，如撞墙、自己抓自己、自己咬自己等；有些自闭症儿童有明显的攻击行为，如打人、咬人、抓人等。故在感统训练中，应全面评估自闭症儿童的行为，探寻其情绪发泄的合理替代方式，提前制订围绕儿童自伤或攻击行为的有效应对方案。

（4）感统失调。自闭症儿童在视觉、听觉、皮肤觉（触觉、温度觉、痛觉）、前庭觉、本体感觉的多个方面存在不同程度的异常，影响其感觉间的信息统整和对感知对象的整体把握。他们容易忽视视觉、听觉刺激的基本内容，但对某些特征性的声音或细节非常关注。他们的皮肤觉过度敏感或迟钝，如不喜欢或逃避穿特定质地或款式的衣服，或偏爱某特定质地款式的衣服，对人际交往中的正常触摸会表现出尖叫等异常反应，受伤时有时不表现痛觉反应。在前庭觉上，大部分自闭症儿童表现极不敏感，如喜欢看旋转物体，长时间做旋转的活动且无眩晕现象。该类儿童运动能力虽强，但本体感觉发展不完善，运动过程中往往出现各种多余动作，运动企划能力明显不足。

## 鲍秀兰教授点评

感统训练是 ASD 干预的通用技术之一，该类儿童在视觉、听觉、皮肤觉、前庭觉、本体感觉的多个方面存在不同程度的异常，从而影响其感觉间的信息统整和对感知对象的整体把握。对 ASD 患儿，一定要循序渐进，与患儿建立良好的关系，采用患儿感兴趣的游戏作为切入点，多重复和实践，逐步让患儿在复杂多变的环境中做出适宜恰当的反应。

### 参考文献

[1] 刘湘云，陈荣华，赵正言.儿童保健学.4版.南京：江苏科学技术出版社，2011.

[2] 王和平.特殊儿童的感觉统合训练.2版.北京：北京大学出版社，2019.

（夏文慧　刘维民）

# 病例 28　孤独症谱系障碍 3

## 病历摘要

【基本信息】

患儿，男，2 岁 11 个月，孕 40 W，G2P2，剖宫产，无窒息抢救史，无明显高危孕产史。

【查体】

不注视，不指物，语言发育落后，1 岁半左右会叫爸爸妈妈，2 岁左右不再发音。不会正确提要求，不会自己吃饭；环境改变和见到陌生人时会大哭，持续时间很长。能指认家里的人，但不会命名。不和小朋友一起玩，也不关注小朋友。对新环境表现出极度不适，崩溃大哭，在诊室哭了近 30 分钟，导致大夫无法看诊。

【实验室检查】

（1）核磁未见异常。

（2）M-CHAT 提示孤独症。

【诊断】

孤独症谱系障碍。

【治疗过程】

患儿被诊断为 ASD，给予其行为矫正训练，采用一对一个训干预和集体课相结合的模式，训练 14 个月，取得明显效果。

## 病例分析及治疗

【病例特点】

（1）患儿，男，2 岁 11 个月。

（2）孕 40 周，无明显高危因素。

（3）查体：不注视、不指物，语言表达落后，社会交流障碍。

（4）MRI 未见明显异常，M-CHAT 提示孤独症。

【行为矫正训练思路】

采用 VB-MAPP 评估体系进行全面评估，形成评估地图，依据评估地图分析问题出现的关键节点，然后针对关键节点制订训练计划，训练 3 个月后再次全面评估，调整训练计划。按"评估 – 训练 – 再评估 – 再训练"的模式，不断优化训练目标和计划，以达到最佳的训练效果。具体早期干预思路如下。

### 1. 兴趣和优势

（1）模仿能力较强，大动作、精细动作、口部模仿能力的模仿较强。

（2）对周围的事物会有眼神关注，在集体环境下会关注其他小朋友的行为，需要寻求帮助时会用眼神关注被求助者。

（3）能较好地配合老师，能跟老师有较有效的互动，强化物的选择可以多样性。

（4）听者反应较好，指令的习得性能力较好。

### 2. 问题与挑战

（1）不会指物，只会拽家长的手去帮其取物。

（2）对小朋友没有兴趣，不跟小朋友玩儿。

（3）不会说话，没有语言。

（4）需求得不到满足，就会发脾气，大哭持续 1 个小时之久。

275

（5）不会用勺子吃饭。

### 3. 问题分析及依据

患儿 2 岁 11 个月，问题分析如下（图 28-1）。

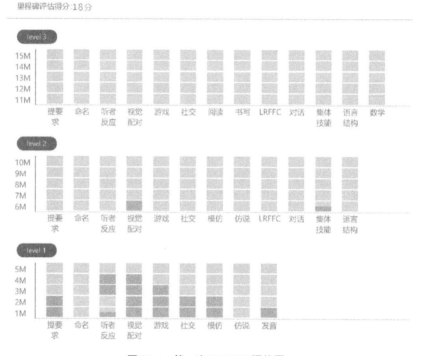

图 28-1　第一次 VB-MAPP 评估图

（1）不会指物，只会拽家长的手去帮其取物。依据发育地图，提要求能力缺失，没有理解自我的概念，过分依赖家人的辅助，不会通过自己去对物品或他人提要求。

（2）对小朋友没有兴趣，不跟小朋友玩儿。依据发育地图中社交、提要求、命名、动作模仿、游戏、发音等方面能力的缺失，其连最基本的指令都无法理解，游戏形式过于单一，导致其对别的小朋友没有关注。

（3）不会说话，没有语言。依据发育地图，患儿听者反应能力较弱，词汇量累积不够，对生活中常见物品的认知不足，导致患儿理解能力不足。大动作模仿能力以及口部模仿能力的缺失，导致其模仿发音意识缺失。

（4）需求得不到满足，就会发脾气，大哭持续 1 个小时之久。依据发育地图，理解能力不足以及等待能力较差，患儿不理解家长的指令以及家长错误地强化了患儿哭的行为，因此要给患儿进行规矩性训练。

（5）不会用勺子吃饭。家里照顾得太过于精细，一直给患儿喂饭。依据发育地图，患儿的手部精细模仿以及听者反应能力不足。

**4. 近期目标**

（1）提要求：在无辅助下能用手指向物品等提出 10 种不同的要求。

（2）命名：患儿能够命名常见的人物和物品。

（3）听者反应：①患儿能将目光转向说话的人，听到自己的名字时看向说话的人并回答"哎"。②能指认 2 个一组的 5 种不同强化物。③能完成 4 个不同的形体动作。④能在 4 个一组的组合中选择正确的物品，达到正确指认 20 个不同的物件或图片。

（4）视觉配对：在数量为 10 而其中包括 3 个相似刺激的随机组合中，能够对同类不同样的实物与图片进行配对，并且配对的组数为 25 组。

（5）社会游戏：30 分钟内自发地跟随同伴或模仿他们的形体动作 2 次。

（6）模仿：模仿 20 个及以上的大动作，模仿 20 个不同的精细动作。

（7）独立游戏：能独立玩因果关系的游戏达 2 分钟。

（8）加强规矩性的训练：患儿的规矩性逐渐在个训课上稳定下来且较为规范。

（9）语音诱导：开展口部模仿项目，增加词汇量，开展发音小

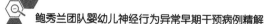
游戏，让家长多给予患儿有嚼劲的食物作为其日常食物。

5. 远期目标

（1）能控制自己的情绪，并且不大哭大闹。

（2）可以清楚发音，并且能进行简单的对话。

（3）能上幼儿园，可以和小朋友简单地互动。

6. 训练计划

（1）提要求：①当患儿想要某个物品时，呈现这个物品，问患儿："你想要什么。"患儿能在非肢体辅助下对这个物品提出要求（可以是说话、手势或者图片交换）。能对至少4个想要的物品提要求。②当患儿想要某个物品时，呈现这个物品，问患儿："你想要什么。"患儿能独立（不需要任何辅助）对这个物品提出要求（可以是说话、手势或者图片交换）。能对至少6个想要的物品提要求。③对于一种想要的物品（比如牛奶），患儿能独立提出9种要求（可以是说话、手势或者图片交换）。9种要求包括：向3个不同的人（比如说老师、爸爸和妈妈）提要求，在3个不同场景中（比如家里饭桌上、学校食堂和公共场所）提要求，对属性不同（比如杯装牛奶、袋装牛奶和盒装牛奶）的3个物品提要求。

（2）命名：①当呈现一个人物或物品时，问患儿："这是谁/什么？"患儿能在仿说或模仿辅助下命名这个物品（可以是说话、手势或者图片交换）。能命名至少4个物品。②能命名至少10个物品，包括强化物和非强化物。

（3）听者反应：①当有人说话时，患儿能将目光转向说话的人，半小时内至少7次。眼神的训练贯穿始终。②当患儿听到有人叫自己名字时，能做出反应（比如应答或者目光转向说话者），半小时内至少7次。

（4）视觉配对：①患儿至少能完成3种不同的嵌入式的拼图。当呈现3个物品（或图片）一组的组合时，患儿至少可以配对15个相同的物品（或图片）。②当呈现 6 个物品（或图片）一组的组合时，患儿至少可以配对 40 个相同的物品（或图片）。（图片配图片或者物品配物品）

（5）独立游戏：给患儿呈现多种不同的玩具，患儿在 30 分钟内能至少玩 10 分钟，并且可以玩至少 6 种玩具。

（6）社交行为和多人游戏：①患儿能用目光提要求（比如想离开教室了，就看看老师再看看外面），半小时内至少 7 次。②患儿半小时内表达至少 2 次想与别人有身体接触（如抱抱、举高高）。③当患儿周围有其他患儿时，患儿在半小时内自发与同伴眼神交流至少 7 次。

（7）动作模仿：①口头辅助下（比如"跟我做"），患儿能模仿 8 个不同的粗大动作（例如拍手、举手）。②口头辅助下（比如"跟我做"），患儿能模仿 10 个不同的粗大动作（例如拍手、举手），其中 4 个动作涉及物品（比如拍桌子）。③物体操作模仿：拿牙刷刷牙、用木棒敲桌子、拿梳子梳梳头、拿水杯喝水。

（8）仿说：①患儿可以仿说 3 个不同的元音、双元音、辅音。②患儿可以仿说 8 个不同的元音、双元音、辅音。③患儿可以仿说 15 个不同的元音、双元音、辅音。

### 7. 再次评估

经过 3 个月的训练，3 岁 2 个月，再次进行 VB-MAPP 评估，可以看到患儿已经会用手指物提要求了，也会使用语言来对自己能清楚命名的物品提要求了，这个时期的患儿已经能更主动地使用语言。但是命名的不清晰的问题仍然严峻。听者反应方面能听从指令达 20 个以上，完成 10 个物品一组的指认。也能泛化于不同的材料、不同的环境，以及不同的人。动作模仿方面能进行 10 个大动作模仿以及 4 个物体操作模仿。说明之前的问题分析和训练行之有效。

#### 8. 调整目标

（1）近期目标：①提要求：在无辅助下能用手指物提出 20 种不同的要求。②命名：患儿能够命名 25 个常见的人物和物品。③听者反应：指出不同形状，执行不同形体动作，完成不同动词和名词的组合，选择不同颜色和形状，能听从不同代词和介词。④视觉配对：能仿搭积木，能分类物品。⑤社交游戏：发起和同伴的形体互动。⑥模仿：模仿 20 个及以上的大动作，模仿 20 个不同的精细动作。⑦独立游戏：独立完成寻找遗失部分的游戏。⑧加强规矩性的训练：培养耐心等待的能力，减少摆动。⑨语音诱导：开展口部模仿项目，增加词汇量，开展发音小游戏，让家长多给予患儿有嚼劲的食物作为其日常食物。

（2）远期目标：①能控制自己的情绪，并且不大哭大闹。②可以清楚地发音，并且能进行简单的对话。③能上幼儿园，可以和小朋友简单地互动。

#### 9. 训练计划

（1）提要求：①在无辅助下能要求 20 种不同的东西。②能提出 5 个包含 2 个或 2 个以上的单词。

（2）命名：①能命名 25 个物品。②能对 50 种物品的各 3 个不同的例子进行泛化。③命名 10 个动作。④命名 50 个动词加名词或名词加动词的 2 种成分组合。

（3）听者反应：①6 种物品的组合中选择 40 个不同的物品或图片。②在数量为 8 的实际组合中找一物品的 3 种不同的形式，共达 50 种物品。③患儿能在指令下执行 10 个特殊的形体动作。④能完成 50 个名字加动词或动词加名词的组合。⑤能够从一组 6 个相似的刺激物中根据颜色和形状来选择目标物品，共达 4 种颜色和 4 种形状的物品。⑥能够听懂 6 个不同介词和 4 个不同代词。

（4）视觉配对：①老师把气球涂成红色，患儿拿一样颜色的笔涂成红色。②能仿搭积木 8 块以上。③在没有示范的情况下，能对 5 个不同类别 5 件物品进行分类。

（5）独立游戏：能寻找玩具中的遗失部分，或对应的玩具或一套玩具中的某个成分。

（6）社交游戏：发起与同伴的形体互动 2 次。

（7）动作模仿：①在"这样做"的辅助下能完成 10 个及以上的两步模仿。②能够在自然环境下自发模仿 5 个功能性的技能。

（8）仿说：该生能持续地表现出复杂的仿说技能。

（9）复杂功特类的听者辨别：能从 8 个物品的组合中选择一件正确的物品完成填空，达 25 个不同的项目。

（10）阅读：①当大人为患儿读故事书时患儿能有 3/4 的时间注意书本。②能读出自己的名字。③能认识 300 个左右的汉字。

（11）数学：①能完成 1 ～ 20 的点数。②能完成 10 以内的按数取物或按物取数。③能数数到 1000。

（12）眼神：被叫名字能看着老师的眼睛并回应老师。

（13）生活自理：能独立完成小便，在奶奶不在场时能自己用勺子吃饭，能自己穿鞋子。上下楼能自己按电梯。

（14）规矩性和环境的适应能力：①上课时能小手放好，坐端正、安静地完成任务。不会抢老师的东西，能耐心地等待。②对环境的改变不会过度焦虑，有时能正常地接受，有时紧张会小手捏裤子，基本不出现左右摇摆的现象。

10. 再次评估

已经能够去完成老师的指令，在集体环境下坐 15 分钟并能完成任务；视觉方面能够进行 7 类分类；能搭 8 块以上积木，可以构建不同造型；语言方面，能够语音清晰地进行互动问答，能够使用许多、很多等这类的词。

### 11. 总结

（1）训练了14个月，患儿的提要求、命名、动作模仿、听者反应、复杂听者辨别、仿说、对话等能力提高。患儿能进行简单的对话，能和家长、老师等人进行沟通和互动，并且可以执行许多指令，大大提高了患儿的理解能力。理解能力的提高促进患儿情绪的稳定发展，规矩性大幅度提升，同时促进患儿语言清晰度的大幅度提升。另外患儿在家长给予较少辅助时能完成集体课程，为上幼儿园奠定良好的基础。

（2）以上的训练结果可以证明，我们之前的问题分析是合理的，并且设定的方案符合之前患儿存在的主要问题，这些问题也得以验证并解决。

（3）在训练的过程中，我们根据患儿的具体问题具体分析，设定患儿最适合的课程，促进患儿能力的提高。在教学过程中，课程内容与游戏互动相结合，利用患儿的兴趣优势更容易引导其主动参与到训练中。同时课后布置的作业能够得到家庭的配合，最终获得高效的训练效果。

## 疾病介绍

孤独症谱系障碍的治疗进展如下。

### 1. 行为干预

应用行为分析（applied behavior analysis，ABA）技术是迄今为止最广为人知的孤独症行为干预方法。应用行为分析是指运用"刺激－反应－强化"的行为学习理论对行为进行干预的技术。与此理论相适应，应用行为分析主要从个体的需要出发，采用ABC的模式消除问题行为或塑造社会适应性行为。A（antecedents） 即前提，指问题行为发生前的情境，包括物理环境和他人行为等，它会刺激问题行为的发生；B（behavior）即行为，指需要干预的问题行为；C（consequences）即结果，指问题行为发生后的情境，也包括物理环境和他人行为等，它对问题行为有强化作用。

在操作层面，单元教学法（discrete trial teaching，DTT）是传统应用行为分析法的代表。DTT是一种由教学者主导一切的教学方法，它为孤独症儿童创造一个高度结构化的学习情境，将学习内容切割为最小的教学单元，目标在于教会儿童掌握"刺激－反应－强化"的联结原则，习得具体技能，因而类化效果较差。

DTT可以帮助孤独症儿童习得行为技能，但在操作程序上较为机械、不够灵活，需要消耗大量的人力、财力和时间。

另外，单元教学法过于结构化的教学环境，导致孤独症幼儿学习到的技能很难进行泛化，这促使研究者们不断进行改进与探索更为"自然主义的、自然学习的"现代ABA方法，如契机式学习、关键反应训练等。这两种方法已经突破了传统行为主义的桎梏，在暗含的内在概念框架上发生了深刻的根本性变化，走向更为整合的发展目标。

### 2. 沟通干预

临床的行为观察上，孤独症谱系障碍儿童常被描述为"视觉思维者"或"视觉思考者"。这是因为，相对于听觉，孤独症儿童更擅长对视觉信息的加工。视觉工具是补偿孤独症注意、听觉加工、顺序和组织方面困难的有效工具。1994年，Bondy和Fronst启动了特拉华州孤独症项目（the Delaware Autistic Program），发现此项目收入的学前儿童中有80%的儿童缺乏功能性沟通技能，图片交往沟通系统（the Picture Exchange Communication System，PECS）应运而生。PECS的目标有：①识别每一种可能刺激患儿行为的物品；②教会患儿使用多图片系统来应对简单的问题。与Lovaas使用传统ABA发展儿童的会话口语能力相比，PECS使用ABA的方法，借助强烈

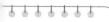
的视觉支持来教会孤独症儿童获得功能性交流。

但 Kate Gordon 等于 2011 年的随机对照实验研究发现，PECS 能够显著提高患儿的自发沟通，但提高的沟通能力也只是机械的要求（如喝水吃饭），而不是社会性的目的。此外，PECS 没有长期效应。研究认为 PECS 只是提高了交换卡片的应对技巧，而不是真正提高了语言水平和减缓了孤独症状。

3. 社会交往干预

（1）地板时光地板时光疗法（floor time）是 Greenspan "基于发展、个别差异和人际关系的模式"（developmental，individual differences，relationship-based model，DIR）的核心方法，是一种注重儿童 "发展关系" 的孤独症干预和治疗模式，因儿童常在家中地板上玩游戏而得名。地板时光疗法强调在家庭环境中，父母和儿童通过共同参与大量创造性活动和游戏，以儿童独特的知觉和兴趣作为引领，促进儿童情感体验的形成和亲子关系的发展。地板时光疗法的目标，是帮助儿童实现心理发展的六大基础任务，或六个基本能力：①能有效表达自己的兴趣和感受，具备情绪体验和自我调节的能力；②与父母等重要他人在互动性的日常经验中体验到亲密感的能力；③与他人进行密切接触、相互影响的双向沟通能力；④丰富复杂的表情表达（动作或言语）能力；⑤通过想象和游戏产生观念的想象能力；⑥在各种不同观念之间建立联系的能力，即现实构想和逻辑建构的能力。一般每天安排 10 次活动，每次 20～30 分钟。

（2）人际关系发展干预：人际关系发展干预方案（relationship development intervention，RDI）由美国临床心理学家 Gutstein 博士提出。针对孤独症儿童的共同注意、与他人分享乐趣、连续性装扮游戏、叙述式交流、社会参照与观点采择等经验分享能力的五大核心缺陷，该方法旨在培养孤独症和其他交往障碍儿童人际互动和社交技巧。干预方案根据对儿童社会关系发展状况的评估而制订，采用逐步递进的训练方式，以家长引导式参与、在家庭情境下进行行为训练模式，充分拓展儿童的人际关系。干预过程由父母或训练者主导，内容包括各种互动游戏。Gutstein 报道通过 RDI 干预，患儿孤独症症状，尤其是社交障碍、刻板性、适应能力有比较明显的改善。

（3）音乐疗法：大部分孤独症儿童对音乐有特别的反应和爱好，他们有优越的音乐记忆和在音乐领域中的变通和创造能力，这为他们接受音乐疗法干预提供了有力的依据。另一方面，音乐是儿童表达情绪、进行交流的一个重要渠道。因此，除了作为独立干预方法外，音乐也可以与行为训练、结构化教育相结合作为各种治疗方法中的导入部分，稳定孤独症儿童的情绪，另外其带来的满足感也可作为他们学习活动中的强化物。作为独立干预方法，音乐疗法（musical therapy，MT）主要包括聆听法、主动法、即兴法和融合法四大类型，目的在于促进儿童和治疗师之间的关系和交流，从而扩大到与其他人的交流。音乐治疗师在学校里为儿童提供一对一的指导，每个星期进行 15 ~ 60 分钟。

### 4. 感知觉干预

针对孤独症儿童在感知觉方面表现的各种症状，研究者们提出了感觉统合训练和听觉统合训练两种方法。感觉统合训练的主要目的在于通过提供一些前庭的、触觉的和本体感觉的刺激来提高大脑的感觉加工能力。这种训练一般由职业治疗师来实施，包括荡吊床、平衡木，以及抚摸、敲击儿童的身体等。治疗师根据每个儿童的"感觉需要"来选择训练内容。一般认为，感觉统合疗法能够直接作用于儿童的神经系统功能，利用其神经系统的可塑性，从而引发促进适应行为的发展，提高学习能力。

### 5. 认知干预

20 世纪 80 年代，Baron-Cohen、Leslie、Frith 首次应用心理理论的缺损来解释孤独症的症状，为孤独症的三个核心障碍 – 沟通障碍、社会交往障碍与想象力障碍提供了认知领域的解释。"心理理论"的概念最早由 Premack 和 Woodruff 于 1978 年在一系列有关黑猩猩的实验中提出，Happe 和 Winner 进一步指出，所谓"心理理论"是指个体凭借一定的知识系统对自己和他人心理状态的认知，并据此对他人的行为做出因果性的预测和解释的能力。

### 6. 动物伴侣治疗

动物治疗近年来在欧美地区有广泛应用。如骑马训练，在马背上进行骑术训练可以帮助患儿锻炼肌肉力量，改善平衡性、姿势与身体柔性。孤独症儿童普遍都有肌肉发育不良的特点，骑马训练可以有效地改善这一点，同时可增进生理感受性，对情感培养也有一定的作用。动物伴侣（宠物）治疗，可以有效地使儿童学习肢体语言，培养责任感，了解友谊，有一定的移情作用。

总之，孤独症的治疗是长期甚至终身的，为了配合做好以上的教育和治疗，父母亲需要接受事实，克服心理不平衡状况，并妥善处理患儿的教育与父母工作生活的关系。化爱心、耐心、恒心为动力，积极投入到患儿的教育、训练和治疗活动中去，记录患儿发育行为和治疗效果，和医生建立长期的咨询合作关系。

## 鲍秀兰教授点评

我们能够看到此案例计划目标分解很细，具体教学中也采用行为矫正、认知干预、感统训练等多种方法，逐渐提高难度，以趣味性游戏的方式来引导患儿，让患儿有成就感，改变他的社交，最终达到了有效沟通、融入社会的目的。

## 参考文献

[1] 秦颖，李志猛．儿童孤独症治疗方法研究进展．中国健康心理学杂志，2010，18（7）：889-891.

[2] 钱乐琼，杨娜，肖晓．等．孤独症谱系障碍儿童的早期干预方法综述．中国临床心理学杂志，2013，21（5）：856-862.

（魏海洋　李建颖　吴菊英　刘维民）

# 第六章
## 特殊案例早期干预分析

## 病例 29　良性舌体肥大

### 病历摘要

【基本信息】

患儿，男，11 个月，足月，顺产，G1P1，出生体重 4.4 kg，无生后缺氧窒息，无宫内窘迫，帆状胎盘，母亲有妊娠糖尿病。出生时舌外伸，随着月龄增长，舌外伸程度加重。

【查体】

独坐稳，可手膝爬，可扶站扶走，肌张力检查正常。与人交流好，舌体肥大，伸出口外，吃东西时舌可回缩，流涎多。

【实验室检查】

（1）头颅 MRI：双侧侧脑室后角旁及半卵圆中心异常信号，考虑 V-R 间隙增宽。

（2）染色体检查：正常。

（3）脑电图：正常。

【诊断】

巨舌症？（良性舌体肥大）。

【治疗过程】

针对舌体肥大、伸出口外，流涎多，进行 1.5 个月的口腔训练，效果良好。

## 病例分析及治疗

【病例特点】

（1）患儿，男，11 个月，巨大儿。

（2）临床评估无明显发育落后表现。

（3）舌体肥大、伸出口外，流涎多。

（4）头颅 MRI、染色体及脑电图检查未见异常。

【口肌训练思路】

采用 OPT 进行全面的评估，依据评估分析问题出现的关键节点，然后针对关键节点制订训练计划，训练 1 个多月后再次全面评估，调整训练计划。按"评估 – 训练 – 再评估 – 再训练"的模式，不断优化训练目标和计划，以达到最佳的训练效果。具体早期干预思路如下。

1. **兴趣和优势**

（1）对人对物交流态度良好。

（2）喜欢吃泡芙和小饼干。

（3）家人比较配合。

2. 问题与挑战

（1）流口水异常多。

（2）舌一直外伸。

（3）辅食添加困难。

3. 问题分析及依据

患儿 11 个月，采用 OPT 评估，结合问题分析如下。

（1）流口水。依据评估及观察得知流口水多是有以下原因：

原因分析一：流口水是因为口面部感知能力弱，无法感知口水流出来，因此不能回收回咽。

原因分析二：舌的运动范围受限，仅有舌外伸，舌回缩能力弱。

原因分析三：唇回缩力弱，出现口水时不能够抿嘴回收口水。

原因分析四：下颌分级调控能力差，下颌处于低位控制，总是张着嘴，张着嘴自然无法咽口水。

原因分析五：发育中长牙也会出现流口水多的现象，因此口肌训练应少量做，辅助改善口腔感知能力即可。

（2）舌一直外伸。依据评估得知舌肌低张导致舌总是舌一直外伸。

（3）辅食添加困难。从家长访谈中发现，患儿进食技能差，家里总是给其泥糊状食物，没有添加颗粒状固体食物。

4. 近期目标

（1）调节脸部对触觉及冷刺激的敏感度。

（2）调节唇部对触觉及冷刺激的敏感度。

（3）调节舌部对触觉、味觉及冷刺激的敏感度。

（4）能够在辅助下出现舌的四项运动。

（5）唇能够回缩。

（6）能够咀嚼饼干。

### 5. 远期目标

（1）能够回收口水。

（2）不再吐舌。

（3）能够咀嚼苹果条。

### 6. 训练计划

（1）调节脸部对触觉及冷刺激的敏感度。①用食指扮成毛毛虫进行抓痒游戏，脸颊贴纸。②感知冰豆袋或按摩器按摩脸颊，感知时间为3～5秒，每个动作2～3遍，一天2～3次。

（2）调节唇部对触觉及冷刺激的敏感度。①干海绵擦拭患儿嘴唇，感知时间1～3秒，一天2～3次。②用蘸上冰水的棉签擦拭患儿嘴唇，操作速度1～3次/秒，一天5～8次。

（3）调节舌部对触觉、味觉及冷刺激的敏感度。①海绵棒刷擦，增加口及颜面的感知能力。②在最小号喷瓶里装入微凉并稀释的柠檬汁或养乐多汁，在患儿舌面、舌两侧喷洒，提高舌的敏感度。

（4）能够在辅助下出现舌的四项运动。①舌尖放泡芙，促进舌回缩。②将泡芙贴在上唇或硬腭，促进舌尖上抬。③用棉签从舌尖刷到舌两侧，促进舌左右运动出现。④改善舌肌低张，按摩手法辅助，提上唇肌、颧大肌、颧小肌、笑肌、颏肌等垂直肌纤维方向按揉。

（5）唇能够回缩。①将泡芙放到上唇或下唇上，诱导其抿到口中吃掉。②将泡芙放到两唇中间，诱导其上下合唇抿食。③六分法：上唇按左→中→右的顺序轻轻牵拉，有轻微回缩力为达标，下唇方法相同。④吸管学饮杯，通过按压出水的方式，引导吸水。⑤让患儿将面条留到唇外一小段，慢慢吸进口内。⑥口肌小岛勺，取适量酸奶，诱导啜饮。

（6）能够咀嚼饼干。①咬食固体食物：从硬度较小的酥脆容易咀嚼的虾条开始进行咬切，逐步过渡到硬一点的百乐滋饼干，再到软绵的花牛苹果片，将食物放在大臼齿上练习咬切和咀嚼。②压舌板放在牙齿中间，咬住并维持3秒。

7. 再次评估

经过1个多月家庭和中心的共同努力，每天坚持不断地训练，训练计划的内容已经基本完成，能看到患儿的舌头从以前的总是外伸，持续闭嘴仅有5秒，到现在能够控制舌头在口腔内2~3分钟，不再总是伸出唇沿以外，持续闭嘴时间明显延长，口腔感知能力明显得到改善，流口水明显减少，即使有口水，也能够把口水回收回咽，舌肌张力显著提高，能够咀嚼苹果片了。

8. 总结

（1）本着负责的态度诊断和训练很重要。无论是诊断还是训练，务必要本着对患儿负责的态度进行，如果患儿被错误定义为巨舌症，将会影响他一生。

（2）训练方向对了，事半功倍。确认好患儿属于低张类型，按照低张患儿提高肌肉力量的方法进行促进，进步还是很快的。

（3）自然生活化的训练更容易被接受。训练成果的关键是家庭的配合，生活化的训练贯穿整个生活，才能有让患儿更配合。

（4）鼓励患儿任何一个努力和尝试。不能等患儿做得非常准确才夸奖，只要有一点努力就强化他的行为，让患儿更有成就感。

（5）简单的事情重复做容易出效果，重复做事情，才会有量变到质变的飞跃。

## 疾病介绍

### 1. 巨舌症基本概述

巨舌指舌组织增生和水肿引起的舌体肿大。巨舌可以由各种不同的原因引起，如血管瘤和淋巴管瘤、神经纤维瘤、甲状腺功能低下、血管神经性水肿、淀粉样变及其他等。诊断不难，治疗主要针对病因。

2. 病因

（1）发病原因：巨舌可以由各种不同的原因引起。

（2）发病机制：由舌组织增生和水肿引起的舌体肿大。

（3）症状体征：常见的巨舌有以下几类。

原发性巨舌：除舌体积增大外其他方面均正常。

血管瘤和淋巴管瘤性巨舌：常呈不对称、不均匀性增大。可以看到扩张的血管和囊状的淋巴管。深在的血管瘤和淋巴管瘤有时不易被确诊。患者可有舌部发作性肿胀和疼痛。

神经纤维瘤性巨舌：舌呈不对称性增大，可见局限性隆起或结节，质地较软。一般发生于成年人。常伴有躯体部神经纤维瘤的其他体征。

甲状腺功能低下巨舌：舌体均匀地增大，表面结构正常。伴有呆小症和黏液性水肿的临床表现。

水肿性巨舌：常伴发于血管神经性水肿，有时也见于上腔静脉阻塞、心力衰竭、肾脏疾病等。

淀粉样变巨舌：原发性淀粉样变的患者34%～40%有巨舌。多发性骨髓瘤的患者，也可并发淀粉样变巨舌。根据临床表现及舌体肿大特点的特征性即可做出诊断。

（4）预防保健：目前没有相关内容描述。

（5）治疗：应明确引起巨舌的原因。病因能纠正者，巨舌能相应地消失。病因不能除去者，巨舌恢复较为困难。有些巨舌如血管瘤、淋巴管瘤、神经纤维瘤等引起的巨舌，可以通过外科手术治疗。

（6）预后：病因不能除去者。巨舌恢复较为困难。

## 📋 鲍秀兰教授点评

一个被很多医院诊断为"巨舌症"的患儿，不到2个月的时间，就明显改善，症状说明并非是真的巨舌症，如果真是巨舌症需要针对病因治疗才有效。这个案例是良性舌体肥大，通过口肌评估，为舌肌张力低导致，经过口肌训练最终完全恢复。

## 参考文献

[1] 刘晓君，徐宏鸣，赵利敏，等.巨舌症的诊断与治疗.听力学及言语疾病杂志，2019，27（6）：668-671.

[2] 李利君，唐乐群，刘丽君.288 例学龄前唐氏综合征儿童口肌训练效果分析.教育现代化，2016，3（38）：273-275.

（李建颖　吴菊英　刘维民）

# 病例 30  牛奶蛋白过敏合并创伤后喂养障碍

## 病历摘要

### 【基本信息】

患儿，男，7 个月 7 天，足月出生，出生体重 2.77 kg，阿氏评分 10 分，出生后一直采用母乳瓶喂和奶粉瓶喂方式，满月时奶量120 mL/3 小时，月子里湿疹严重，42 天后肠绞痛严重，57 天眼眶红肿，66 天开始饮奶量急剧下降，每次喂奶就哭闹打挺，只能喂迷糊奶，3.5 个月开始严重腹泻，有潜血，换氨基酸奶粉，但喂不下去，4 个月开始完全拒绝奶瓶，醒着时也不吃亲喂母乳，只能睡着后母亲亲喂，每天奶量摄入极少，腹泻严重，后住院采取强行喂奶方式喂深度水解蛋白奶粉＋母乳混搭，住院 3 天就呛咳成吸入性肺炎，治疗 2 周后出院，出院后继续给以滴管强行喂奶的方式，每次喂奶时只能摁着患儿在床上拿滴管灌喂，灌喂后呕吐严重，目前奶瓶、勺子、杯子等方式全部不接受。以喂养困难来门诊咨询。

### 【查体】

追视追听灵敏，拉坐头控稳，翻身协调，俯卧位抬头 90°，直腰坐，坐稳，可从坐到趴，从趴到爬，可四点爬，从爬到坐，内收肌角 120°，足背屈角 70°。给予安抚奶嘴评估吸吮能力，拒绝接触；给予食指评估吸吮能力，拒绝接触；拒绝勺喂辅食，拒绝各种常用的喂养姿势，拒绝奶瓶喝水。

### 【实验室检查】

（1）头颅 MRI 未见明显异常。

（2）血常规：嗜酸粒细胞百分比 8% 左右。

【诊断】

牛奶蛋白过敏合并创伤后喂养障碍。

【治疗过程】

通过详细的病史询问、口腔评估、喂养行为评估，明确诊断为牛乳蛋白过敏合并创伤后喂养障碍，遂给予循序渐进的脱敏治疗。经过 3 周顺利正常喂养。

## 病例分析及治疗

【病例特点】

（1）患儿，男，7 个月 7 天。

（2）足月，顺产，无窒息抢救史，生后湿疹严重，肠绞痛严重，不久出现拒奶，给以强迫喂养后，拒奶更加严重。

（3）体检：发育正常，对喂奶姿势、奶瓶、奶嘴、勺子拒绝接触。

（4）MRI 提示：无明显异常。

（5）遗传代谢检查正常。

【喂养困难治疗思路】

喂养困难的原因非常复杂，各个系统问题，如呼吸系统出现呼吸窘迫，消化系统出现牛乳蛋白过敏、胃食管反流等，神经系统出现脑损伤，内分泌系统出现遗传代谢病等，均可导致喂养困难，因此鉴别诊断非常重要。

1. 问题分析及依据

常见喂养困难的原因如下。

（1）吸吮吞咽呼吸不协调：常发生于早产儿，在喂养过程中出现不能连续吸吮吞咽，易出现呛咳。该患儿出生后喂养正常，故排除。

（2）胃食管反流：表现为吃奶后，出现溢奶、呕吐等表现，常常拒绝横抱、头后仰等代偿体位，该患儿无明显呕吐，故排除。

（3）遗传代谢病：患儿发育正常，遗传代谢检查正常，故排除。

（4）孤独症谱系障碍：患儿注视专注，对视微笑，运动发育正常，故排除。

（5）牛乳蛋白过敏：患儿湿疹严重，病史中有大便潜血，血嗜酸粒细胞较高，故可基本确诊。

（6）创伤后喂养障碍：在出现奶量下降后，就开始采用强迫喂养，甚至灌喂等方式，使得患儿对吃奶包括和吃奶相关的姿势、奶瓶、奶嘴等均出现剧烈的抗拒和拒食表现，故诊断明确。

2. 治疗计划

（1）奶嘴脱敏：在平时情绪好时，将奶嘴包括安抚奶嘴给患儿，让其自己拿着玩耍。

（2）奶粉脱敏：换深度水解蛋白奶粉，在患儿不接受喂养的情况下，不再强迫喂养，母亲控制饮食的前提下，先尽可能给予母乳，保障最基本生理需要。可以适当给予水。

（3）环境脱敏：让家长在患儿清醒情况下，不再时时刻刻关注喂养，停止不停尝试喂养，多正常互动玩耍。

（4）缓解母亲焦虑情绪：通过微信等方式，积极给予母亲心理支持，及时解答脱敏过程中母亲及家人的疑问和担心，避免母亲过度焦虑导致再次强迫喂养。

3. 治疗经过

（1）第1周：母亲按照制订的脱敏计划，不再强迫喂养，患儿的情绪缓解许多，在饥饿的情况下，尝试少量自主吃奶几口后，就又开始拒奶，每天进液量极少，基本在 200 mL 左右，但是精神佳，监测尿量少，体重下降不明显，母亲极度焦虑，又在尝试各种方法不停试着喂养，均告失败，曾一度想放弃，打算再强迫喂养。母亲及家人再次来到诊所咨询，分析之前一周的喂养过程，分析判断为母亲担心患儿吃得太少，虽然喂养过程不再强迫，但是喂养频率未降低，患儿对喂养的恐惧并未缓解。进一步心理疏通整个家庭，同时告诉家长患儿目前健康，需要家长改变环境，改变焦虑情绪，不要频繁试喂，应更尊重患儿的选择。

（2）第 2 周：母亲在患儿表现饥饿，又拒绝瓶喂时，不再频繁试着喂养，如果情绪烦躁不易控制时，改变环境，调整患儿和家庭的焦虑情绪。终于有一次在饥饿清醒的情况下，自主吸吮 60 mL 奶。这一周基本就是在拒绝和偶尔自主吸吮奶的过程中度过，总体奶量仍然不多，每天 300 mL 左右奶。家长看到了希望，也坚定了不再强迫喂养，不再频繁试喂。通过微信及时沟通，让家长一定要坚持住，不要为了增加奶量又强迫喂养。

（3）第 3 周：母亲非常开心地讲，现在患儿饥饿时知道哭着要奶喝了，每天奶量也增加到 800 ～ 900 mL 了。终于脱敏成功。

4. 总结

（1）喂养困难的原因复杂，一定要在专业人员全面评估后，才能制订针对性干预方案。

（2）即使方案正确，实施操作难道度还是很大，必须有专业人员及时提供心理疏导，本案例采用线上家庭支持的方式，及时缓解了家长的焦虑，及时判断患儿情况，确保安全的情况下，治疗顺利并成功。

## 疾病介绍

### 1. 喂养困难的流行病学

因诊断标准调查方法、样本来源不同，各地报告的儿童喂养困难发生率有较大的不同。国外近年的研究显示，在其他方面正常的

儿童中，喂养困难的发生率在 20% ～ 40%，在神经系统受损或发育
障碍的儿童中，喂养困难的发生率高达 80%。国内赵职卫等的流行
病学调查研究显示，在 6 ～ 24 个月龄婴幼儿中，喂养困难发生率为
21.41%，而早产儿喂养困难的发生率高达 88.4%。2018 年叶芳等的
调查显示，在 6 ～ 36 个月龄婴幼儿中，喂养困难的发生率为 30%。

### 2. 喂养困难的病因

喂养困难的原因较多，一般来说，根据是否存在与喂养困难相
关的潜在疾病可以分为器质性因素和非器质性因素两大类。器质性
因素包括生理解剖结构异常（唇腭裂、食管瘘、肠发育畸形等）、
胃食管反流病、食物过敏、乳糜泻、呼吸循环系统疾病、神经系统
疾病、先天性遗传代谢病、孤独症谱系障碍等。非器质性因素包括
儿童自身因素（胎儿期状况、儿童气质类型、儿童口腔感觉运动功能、
儿童精神心理因素），以及喂养者的喂养行为等。此外，依恋关系
的形成与婴幼儿的喂养亦有着密切的联系。

### 3. 喂养困难的分类

喂养困难的分类方法有很多种，从儿童的症状及表现来说，可
以分为以下几类。

（1）缺乏食欲型：主要表现为对进食不感兴趣。需要注意在家
长报告的"缺乏食欲"儿童中，有一部分并不存在喂养问题，而是
源于家长过度担心、焦虑。缺乏食欲型儿童根据表现可进一步分为
精力旺盛型食欲缺乏和淡漠型食欲缺乏两类。前一类儿童表现为平
时精力充沛、活跃，对其他事物的好奇心和兴趣远大于对食物的兴
趣，很难安坐进餐，进食量少，可伴有体重增长不良或生长迟缓，
无潜在器质性疾病。淡漠型食欲缺乏儿童对食物和环境都缺乏兴趣，
与家庭照料者互动很少，缺乏眼神交流，或伴有抑郁情绪，多伴有
明显的营养不良。

（2）挑食型："挑食"目前没有确切的定义，一般是指对多种

熟悉的或新的食物表现出排斥，多次接触尝试后仍很难接受。需要注意的是被很多家长误认为挑食的一种现象－"厌新"。厌新是指婴幼儿进食技能发育过程中出现的不愿意尝试新食材的现象，是婴幼儿发育过程中的一种正常行为，一般开始于 1 岁左右，18 ～ 24 个月达到高峰期，之后逐渐消退。婴儿早期对新食物的拒绝也是一种适应性保护功能，如果婴儿有足够的机会（8 ～ 15 次），在愉快的环境下去尝试新食物，一般可以很快从拒绝到接受。挑食型喂养困难按症状的程度可分为轻度挑食和重度挑食。轻度挑食者摄入的食物种类比正常儿童要少，但能满足其正常的营养和能量摄入，一般不会影响儿童的生长发育。重度挑食者对食物有强烈的挑剔性，拒绝尝试某种质地、性状、气味或外观的食物，有学者认为这类儿童可能存在"感觉性食物厌恶"，他们摄入的食物种类非常有限，一般不超过 10 ～ 15 种，可伴有其他感觉异常表现，比如对大的声音、亮光或对皮肤接触出现过激反应，多见于自闭症儿童。

（3）口腔感觉运动功能障碍型：主要表现为口腔的敏感性异常和口腔运动的不协调，其原因与早产、宫内发育迟缓、神经系统损伤、食物转换的关键期内未提供足够的学习机会等有关。口腔敏感性高的婴幼儿主要表现为对特定质地、口味和形状的食物的主观感知高于正常，进食此类食物表现出拒绝或逃避；口腔敏感性低的婴幼儿主要表现为喜食辛辣刺激性食物、流涎、口中易残留食物等。口腔运动不协调的婴幼儿主要表现为咬—咀嚼—吞咽的不协调，进食固体和半固体食物困难，或拒绝进食这类食物。

（4）害怕进食型：从 20 世纪 90 年代开始，国外学者陆续报道了创伤后进食障碍的病例，后来又提出了创伤后喂养障碍的概念。创伤后喂养障碍是指在咽部或食道经历了一次或多次创伤，或经历了与进食相关的恐惧性事件后引起的拒绝进食，尤其是拒绝进食固体食物的现象，如在经历了严重的阻塞、呕吐、鼻饲或气管插管、口咽吸痰、强迫喂食后出现因对食物的恐惧而发生的抗拒行为，在一些文献中用功能性吞咽困难、哽噎恐惧症、恐食症等来描述。

首先，医生应详细询问与喂养困难有关的病史，包括喂养困难出现及持续的时间与程度、孕产史、既往疾病及治疗史、儿童喂养者关系、家庭环境及情绪问题等；同时要进行体格测量及与体格检查，根据情况综合判断，对可能存在器质性疾病的儿童需进行基本的实验室检查如全血细胞分析、尿液检查、代谢病检查等除外器质性疾病。其中提示可能存在器质性疾病的征象有吞咽困难、误吸、生长迟缓、腹泻、呕吐等。对吞咽困难儿童需要口腔治疗师评估吞咽困难的部位，如口、咽、食道等。对生长迟缓、腹泻、呕吐明显儿童，可能需要儿科消化专业医生介入。提示可能存在行为问题的征象有严重挑食、创伤后突然停止进食、进食前呕吐、生长障碍等。对于一般病例，由儿童保健科或营养科医生处理即可。对于复杂病例，需要一个包括儿童保健医生、儿科医师、膳食营养师、精神心理师、语言治疗师等的多学科医师组成的"喂养团队"对喂养困难进行科学、完整的评估。

**4. 喂养困难的治疗方法**

喂养困难儿童除了可能存在家庭喂养行为问题外，往往同时伴有营养素缺乏、进食技能不足以及口腔感觉运动功能等多种问题，治疗过程中常常需要采取多学科合作的综合治疗方案，优先处理迫切需要解决的、对儿童影响最大的问题。

（1）器质性疾病的治疗：对器质性疾病引起的喂养困难，应转诊至相应的专科进行治疗。如唇腭裂儿童、食管瘘等消化道疾病儿童应适时手术；胃食管反流、腹泻儿童由消化专业医师治疗；过敏儿童回避过敏原；神经系统疾病、代谢性疾病由相应的专科医生给予治疗方案。

（2）营养治疗：对严重营养不良患儿，需进行营养治疗，如经口摄入量太少，或者出现一些紧急的临床症状时，则需要住院治疗，必要时给予肠外或肠内营养支持治疗，这一过程需要营养师的参与。对伴有锌、铁等营养素缺乏的儿童，应给予相应的补充。

（3）行为治疗：行为干预是最常使用的，也是非常有效的干预方法。对伴有喂养行为问题的喂养困难者，首先需要对喂养者进行喂养咨询与指导，使其能够充分认识到喂养行为的重要性，指导喂养者给儿童制备适合其年龄特点的食物，促进儿童自主进食技能的发展，做到食物多样化，注意色香味的搭配，以提高儿童的进食兴趣和食欲，同时要对喂养困难儿童进行个体化干预。对精力旺盛型食欲缺乏者，强调要规律进餐，1天内最多进餐5次（包括零食和点心，不包括水），以帮助婴幼儿区分饥饱信号；对进餐行为设定限制，如进餐过程中出现搞破坏或发脾气行为，则"终止进餐"，同时喂养者要做好榜样。对于淡漠型食欲缺乏者，需要教会喂养者在喂养过程中积极带动情绪，加强亲子互动；同时要提供足够的营养。对轻度挑食型喂养困难，可以采取一些小的"技巧"以增加婴幼儿对食物的兴趣，比如给食物"化妆"：将不爱吃的蔬菜用酱汁包裹以增加食物的口感、将食物做成可爱的形状、起一个有趣的名字，以及让儿童参与食物的准备和制作等。对高度挑食的儿童，则需要更加系统化的方法，比如让他先吃非偏爱食物，在非偏爱食物吃完后再提供其喜爱食物；以及通过食物暴露的方法，逐渐改变食物的质地、形状和颜色。对创伤后喂养困难的儿童，需要给予心理安抚，同时按照食物质地分级，采取逐渐暴露的方法，给予液体食物→泥状食物→颗粒状食物→软食→松脆的固体食物→正常固体食物，使儿童逐渐恢复饮食。在行为治疗的实施过程中，要对儿童积极的进食行为给予及时肯定和鼓励，以达到正强化目的，对消极的进食行为采取忽视的方法，即不批评、不关注，防止消极行为加剧。

（4）口腔功能训练和康复治疗：对伴有口腔感觉运动功能异常的儿童，需要在口腔治疗师的指导下进行口腔功能练习，包括口周与口内按摩、立体感知和味觉刺激、被动和主动口腔运动训练等。对口腔运动功能严重受限的神经系统损伤儿及脑瘫儿，则需要进行系统的康复训练。

## 鲍秀兰教授点评

喂养困难在早产儿及高危儿中比较多见，常常以"厌奶"耽误评估和诊断，其实每个喂养困难的孩子常常都存在客观原因，并涉及多种病理因素叠加，最终导致喂养障碍。因此，早期专业医生的评估、鉴别分析原因非常重要，再针对性的指导非常关键。目前，我们以精通神经行为发育评估和喂养困难评估的儿科医生为核心，在健康管理师、言语训练师、中医辨证推拿等多专业配合下已经帮助了不少家庭。

### 参考文献

[1] 纪文静，梁爱民. 婴幼儿喂养困难的研究现状与展望. 中国儿童保健杂志，2019，27（3）：277-280.

（董丽霞　吴菊英　孙淑英　李建颖　刘维民）

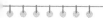 

# 附录　ACTED-Care 介绍

目标化早期发展评估和干预课程体系，简称 ACTED-Care（Appropriate Course of Targeted Early Development），是一个集评估和干预一体化的体系，已经获得相关知识产权，适用于 0 ～ 3 岁高危儿和神经行为发育异常宝宝的评估和早期干预。这个体系基于大脑具有重塑性和关键期的基本脑科学理论，和鲍秀兰团队 30 多年从事婴幼儿早期干预科研及临床实践积累，在参考 0 ～ 3 岁现有标准化评估体系（AIMS、Peabody、NBNA，GMFM、S-S 法，儿心量表等）基础上，从大运动、精细运动、言语认知、感觉统合、注意力、社会情感、家庭环境、运动障碍、口腔功能等 9 个方面，按不同年龄段设计出 400 多项子目标，通过观察婴儿这些子目标的完成情况，可以全面绘制出每个孩子的发育地图，并通过发育地图结合问题直观形象地分析，找出问题的关键，从而制定出个性化的长短期干预目标，设计适合宝宝特点的现阶段训练课程，从而获得最优的早期干预效果。

要了解这个评估和干预体系的核心理念，才能使用好这个体系。

### 1. 目标化

所有的训练，都基于可执行的详细目标，要充分分解，设定阶梯式进步计划，循序渐进，便于我们实际操作执行和评估。

### 2. 适宜性

适宜的刺激才能让患儿主动配合，只有当患儿有了参与活动的动机，大脑才能最好的发育和重塑，这是有效早期干预的前提条件，必须强调和重视。适宜性的把握，就需要我们充分观察，亲切地、尊重地、敏感地回应患儿需求，而不是把患儿做为任人摆布之物，才能把患儿调整到最好状态进行干预，才能取得最好的干预效果。

家庭环境比较容易提供适宜的刺激，因此，以家庭为中心，机构结合家庭是最好的干预方式。专业老师和家长需要一起发挥主观能动性，设计出适宜的让患儿最大程度主动参与的训练课程，才能获得最佳训练效果。因此，适宜性是所有课程设计的原则。

### 3. 全人理念

婴幼儿早期发展涵盖了回应式照护、营养和喂养、感知运动、言语、认知、社会化、情绪和行为等许多方面，孩子的发育水平和行为表现会受到这些方面的综合影响。因此评估一定要全面，举个例子，有的患儿因为存在胃食管反流导致抗拒横抱，常常打挺，被误诊为肌张力高，就是因为早期发展相关知识和评估不全面所致。要充分考虑不同孩子可能有的影响早期发展的因素，用全人的理念，进来全面评估，才能避免误诊，同时做到干预计划的完整和准确。

### 4. 多学科融合

在早期干预的过程中，家庭和专业老师需要充分认识到多专业知识融合和全面准确细致干预的重要性，每位训练师要有意识地学习其他相关专业知识，才能融合其他专业技能技术，更好地服务本专业训练。